わかくさ保育園の 7品目を使わない アレルギー対応レシピ

末次敦子【著】　眞鍋 穰【監修】

芽ばえ社

監修のことば

　最近の乳幼児の食物アレルギーに関する調査では、三大原因抗原は卵、牛乳、小麦であり、厚生労働省の、「保育所におけるアレルギー対応ガイドライン」では完全除去か完全解除かを求めているため、卵、牛乳、小麦完全除去の献立を考えることが求められています。

　「アレルギー対応ガイドライン」では食物アレルギーを起こしやすい、えび、かに、キウイ、メロンなどは保育所で初めて与えることを避けるべきという記載があるなかで、献立に悩むことも多いと思います。

　今回の『わかくさ保育園の7品目を使わないアレルギー対応レシピ』と、園でのアレルギー対応食の取り組みは、現場の要求に応える時機にかなったものといえ、大いに参考になると思います。

　食物アレルギーの経験のない方は、成分表示のカゼインが牛乳のアレルゲンであること、グルテンが小麦のアレルゲンであることを知らないことがよくあります。グルテン入りのお米パンを小麦アレルギーの人も大丈夫と対面販売していたのを鵜呑みにして食べてしまってじんましんや喘息がでて来院された小麦アレルギーのお子さんがいました。

　成分表示をいつも点検することとそれに関する知識も必要です。その記載は拙著『食物アレルギー　正しい除去と安全な解除』（芽ばえ社、2013年）を参考にしていただくことを前提にレシピの注釈は必要最小限に留めました。

　食物アレルギーを減らすために何が必要かでは、汚染問題をさけて通ることはできませんが、このレシピはそうした視点も維持した中身になっているのは喜ばしいことだと思います。

2018年10月

阪南医療生協診療所所長　眞鍋　穰

はじめに

　わかくさ保育園は、子どものもうひとつの家でありたいと考えています。子どもたちにとって保育園は、1日の大半を過ごす場所です。ストレスが少なく、くつろいでのびのびと過ごせる環境を、物的にも人的にも整えるように努めています。そのために、異年齢でクラスを編成し、個別の活動を基本としています。

　家庭の本来の姿は、発達段階の違う異年齢の子どもが混在して、家族の決まりの中で子どもは自由に遊び、生活していると考えます。年上の子が下の子をお世話したり、下の子は年上の子を真似したりお互いが刺激し合い、主体的・自発的な遊びによって成長が促されるのです。

　園の活動の中心は、遊びと食事・睡眠などの日常生活です。食に関連した活動は特に重視しています。食育などと銘打たず、日常の保育に溶け込んでいます。日々の保育の中にやりたい子がやりたい時にできるように、準備されています。1・2歳児クラスでは、給食で使用する野菜の皮むきやごますりがあります。幼児クラスでは、季節毎にメニューを変えて餃子ピザやホットケーキを作り、お茶を入れて1人でじっくり味わったり、野菜を切り分け味噌を添えて友だちに提供したりします。みんなから感謝される給食の当番活動も人気です。

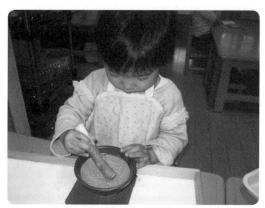

ゴリゴリ。おそるおそるごますり中

椅子とテーブルのセッティング、テーブルみがき、おしぼりの用意などをします。5歳児は炊飯も担当します。「今日のごはん、おいしいね」と言われて自信や充実感を感じているようです。子どもたちは、みんなの役に立ちたいという思いとそれを実現する能力を持っています。

　給食は、バイキング方式です。各自でごはんやおかずを盛りつけ席まで運びます。食べきれる適量を体験の中から把握していきます。こぼしたら雑巾を取りにいき、始末します。できることは各自がする、できない時は、友だちや保育士に助けを求めればよいのです。

　そんな潜在能力を十分に引き出す援助が大人の大切な役目です。ご家庭でも子どものやりたい！を応援できるといいですね。

　乳幼児期は、お友だちや家族と楽しく、おいしく食事ができれば充分です。そして、その食事に自分も貢献していると思えれば、更に楽しさ、おいしさが倍増することでしょう。食事には、内容とともに子どもの食べる意欲も大切な要素です。

　このレシピブックがお子さんの成長とご家族のお役に立てれば嬉しいです。

わかくさ保育園園長　西川久美子

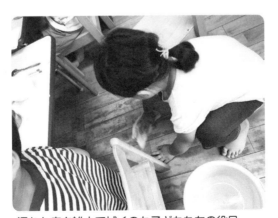

汚れた床を雑巾で拭くのも子どもたちの役目

監修のことば　阪南医療生協診療所所長　眞鍋 穰　3
はじめに　わかくさ保育園園長　西川久美子　4

保育園でのアレルギー対応食を実施するにあたって ……… 11
【保護者へのおたより】食物アレルギー対応食について …………… 14
毎日の調理手順 …………………………… 16
家庭での調理ポイント …………………… 21
保育園での実際の誤食事例 ……………… 22
７品目　表示義務、除去ポイント ……… 24
食品について ……………………………… 26

【資料１】食物アレルギーの診断がつくまでの経過　27
【資料２】保育所におけるアレルギー疾患生活管理指導表　28
【資料３】除去解除申請書　29

特定原材料７品目
（卵・乳・小麦・えび・かに・そば・落花生）を使わない
わかくさ保育園の実践献立

主食

- たけのこごはん　鶏ひき肉入り ………… 32
- 枝豆とじゃこのごはん …………………… 32
- 秋鮭の炊き込みごはん …………………… 33
- さつまいもごはん ………………………… 33
- 鶏そぼろごはん …………………………… 34
- ケチャップチキンライス ………………… 34
- チキンピラフ ……………………………… 35
- 中華炊き込みおこわ ……………………… 35
- 鶏なんばんめん …………………………… 36
- ちゃんぽんめん …………………………… 36
- ほうとう風めん …………………………… 37
- あわめんミートソース …………………… 37
- イタリアンあわめん ……………………… 38
- あんかけ焼そば …………………………… 38

主菜

- 魚のソテー バーベキューソース……………… 39
- 鮭のちゃんちゃん焼き ………………………… 39
- 鮭のピザ焼き …………………………………… 40
- かじきのねぎ味噌焼き ………………………… 40
- ぶり大根 ………………………………………… 41
- チャプチェ ……………………………………… 41
- いも煮風煮物 …………………………………… 42
- 豚しゃぶの和風だれ …………………………… 42
- 韓国風スタミナ炒め …………………………… 43
- 豚肉とキャベツの炒め物 ……………………… 43
- チャンプルー …………………………………… 44
- ポークビーンズ ………………………………… 44
- 豚大根の煮物 …………………………………… 45
- 豚とがんもの煮物 ……………………………… 45
- 鶏肉のマーマレード焼き ……………………… 46
- 鶏とキャベツの味噌炒め ……………………… 46
- 鶏のラビゴットソース ………………………… 47
- タンドリーチキン ……………………………… 47
- 鶏の甘酢和え …………………………………… 48
- 鶏ささみのアーモンドフライ ………………… 48
- 鶏肉のトマト煮込みスペイン風……………… 49
- 豆腐バーグねぎソース ………………………… 49
- 五目豆 …………………………………………… 50
- 厚揚げとじゃがいものそぼろ煮 ……………… 50
- マーボー豆腐 …………………………………… 51
- 高野豆腐の肉詰め ……………………………… 51

副菜

- ほうれん草とにんじんのごま和え…………… 52
- ポパイサラダ …………………………………… 52
- にんじんと春雨のサラダ ……………………… 53
- かぼちゃのサラダ ……………………………… 53
- にんじんたらこサラダ ………………………… 54

- ほうれん草としめじのソテー ……………… 54
- かぶの梅和え ……………………………… 55
- もやしの磯辺和え …………………………… 55
- はくさいおかか和え ………………………… 56
- じゃことだいこんの甘酢和え ……………… 56
- 野菜の酢味噌和え …………………………… 57
- 五目ナムル …………………………………… 57
- ごぼうとだいこんのサラダ ………………… 58
- コールスローサラダ ………………………… 58
- 中華春雨サラダ ……………………………… 59
- きんぴらごぼう ……………………………… 59
- 切り干しだいこんのサラダ ………………… 60
- 野菜の白和え ………………………………… 60
- 野菜の納豆和え ……………………………… 61
- 豆ツナサラダ ………………………………… 61
- 高野豆腐のとろとろ煮 ……………………… 62
- じゃがいものフレンチサラダ ……………… 62
- 夏野菜ともずくの酢のもの ………………… 63
- 蒸し鶏ときゅうりのごま和え ……………… 63
- 鶏ささみのごまマヨサラダ ………………… 64

汁物

- 冬瓜のすまし汁 ……………………………… 65
- ごぼうと厚揚げの味噌汁 …………………… 65
- 切り干しだいこんの味噌汁 ………………… 66
- 茹でたけのこの味噌汁 ……………………… 66
- なめこの味噌汁 ……………………………… 67
- 冬野菜の味噌汁 ……………………………… 67
- けんちん汁 …………………………………… 68
- 石狩汁 ………………………………………… 68
- 豚汁 …………………………………………… 69
- はくさいとベーコンのスープ ……………… 69

コーンチャウダー ……………………… 70
冬のポトフ ……………………………… 70
中華コーンスープ ……………………… 71
中華春雨スープ ………………………… 71

おやつ

鮭わかめおにぎり ……………………… 72
味噌おにぎり …………………………… 72
きな粉おはぎ …………………………… 72
鮭寿司のおにぎり ……………………… 73
チキンボール …………………………… 73
カレーミート …………………………… 74
米粉めんナポリタン …………………… 74
きな粉トースト ………………………… 75
じゃこトースト ………………………… 75
ツナマヨトースト ……………………… 75
りんごケーキ …………………………… 76
にんじん米粉ケーキ …………………… 76
ポパイケーキ …………………………… 77
かぼちゃケーキ ………………………… 77
じゃこチーズケーキ …………………… 78
黒糖小豆ケーキ ………………………… 78
のり塩じゃが …………………………… 79
いもんぶらん …………………………… 79
じゃがいものカップ焼き ……………… 79
インドサモサ …………………………… 80
大学いも ………………………………… 80
ジャーマンポテト ……………………… 81
かぼちゃの天ぷら ……………………… 81
新じゃがフライ ………………………… 81

行事食

1月●おせちランチ
- 古代米ごはん …………………… 82
- こまつなのおすまし …………… 82
- 含め煮 …………………………… 83
- 紅白なます ……………………… 83
- 田作り …………………………… 84
- 煮豚 ……………………………… 84

2月●節分
- 節分汁（いわしのつみれ汁）… 85

3月●ひな祭り
- ひな祭りちらし ………………… 86
- 潮汁 ……………………………… 87

7月●七夕
- 天の川スープ …………………… 88

8月●終戦記念日
- すいとん ………………………… 89
- 豆と野菜のごった煮 …………… 89
- キャベツと味噌 ………………… 89

9月●お月見
- お月見団子 ……………………… 90

【参考】本書内のレシピを使った献立例　91
わかくさ保育園　アレルギー対応献立表　2018年8月の例　92
あとがきにかえて　94

参考文献　97
著者・監修者プロフィール　98

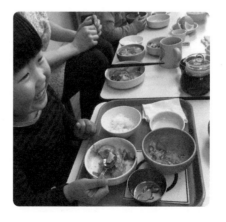

保育園でのアレルギー対応食を実施するにあたって

　ここでは鶏卵、乳製品、小麦だけではなく、さまざまなアレルギー食の対応について、全般的なことを解説します。
　園児数も設備も職員数も各保育園によって違います。各々の状況に合わせてできること、できないことを明確にすることが重要です。受け入れる場合の手順、保護者との連携についてなど、参考にしていただければと思います。

■アレルギー対応食実施にあたっての手順とポイント
1　保育園の方針、基準作成
　　（書類整備、除去範囲の設定等）
2　保護者との連携
3　医師の診断、指示
4　保育室、調理室、看護師との連携
5　わかりやすい献立の徹底と調理の工夫、配慮

1　アレルギー対応食実施にあたっての保育園の方針
　　（書類整備、除去範囲の設定等）
① 医師の診断に基づき実施する。
② 保育園より保護者に「保育所におけるアレルギー疾患生活管理指導表」(p28参照)を渡し、医師が記入したものを提出してもらう。
③ 園の給食でできる対応基準の作成をする。
　アレルゲンを完全に除去し、できるだけ代わりの食品で代替え対応する。
　〈例〉鶏卵→かぼちゃ、コーン、ひき肉など
　　　　牛乳→クリームコーン、豆腐など
　　　　小麦→米粉、かたくり粉など
　除去食品が、主菜のメイン食材となる肉類、魚類の場合には保護者と相談のうえ、対応を決定する（場合によっては、主菜を

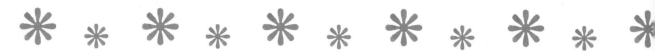

　　持参してもらうなど)。
　　現場の混乱を避けるため、乳製品、鶏卵除去の指示がひとつもある場合は、すべて除去代替対応とする。
　　その他の品目については、可能な限り対応している。
④　負荷試験は医師の指導のもと家庭で行う。

2　保護者との連携　話し合いを丁寧に

① これまでのあらまし、発症の経緯、アレルギー症状の詳細を聞き、これからの対応について最初に保護者とよく話し合います(栄養士、看護師)。(p27「食物アレルギーの診断がつくまでの経過」参照) 保育園の基本方針に基づき、園長に報告して対応を決定します。
② 毎月の献立を元にアレルギー対応食の献立表を渡します。
③ 必要に応じて、症状、診断結果、相談などについて対応します(保育士、栄養士、看護師)。

　アレルギー対応で一番苦労しているのは保護者です。その気持ちを踏まえた上で、何事も打合せをしながら進めていきます。保育園の方針をしっかりと伝え、できることできないことをご理解いただくことが重要です。
　わかくさ保育園では、保護者向けにアレルギー対応食についてのおたよりを作成しています (p14参照)。
　最近では解除に向けて、家庭で試していくように指導する医師がいます。不安な保護者には必要な助言をしています。

3　医師の診断、指示

　医師との連絡は保護者を通じて行うことが基本。保護者がよく理解していない場合には助言しています。

4　保育室、調理室、看護師との連携

　アレルギー食対応については、マニュアル化し職員全員で確認、周知しています。万が一の誤食時の対応についても同様です。
　「毎日の調理手順」を参照 (p16)。

【その他の注意点】
① ひとつのクラスでアレルギー対応食の子どもが複数いる場合には同じテーブルにする。

②対応食のおかわりは、あらかじめ個人のトレーに用意しておく。
　＊普通食の給食はバイキング形式なので、おかわりも園児本人が盛りつけをしています。

■誤食事時の対応
① 職員の動き
●園児への対応（発症時間・何をどのくらい食べたか記録、吐かせる、口を洗うなど）・保育士
●対応を判断し病院へ行く・看護師
●保護者へ連絡、病院へ連絡・看護師、保育士など。
② 保護者への対応
　すぐさま連絡を入れ、状況を伝えお詫びします。お迎え、病院へ向かうなどの対応をお願いします。

＊同じことを起こさないために
　なぜそうなったか、調理段階から園児が食べるまでの流れを細かく確認していき、対応を考え、かつ、全職員が把握することで同じことが起こらないようにします。

5　わかりやすい献立の徹底と調理の工夫、配慮
① メニュー名からもアレルゲンがわかるようにする
　誰が見てもアレルゲンがわかれば、食べられるかどうかの判断がすぐにできます。
② 除去した食品の代替を確保する
　できるだけたんぱく質源となる食品にします。
③ アレルゲン食品について調理室のメンバー全員が熟知すること
　例えば、市販の菓子や加工品について、つなぎなどにも卵白が使われていることがあります。使用原材料をよく調べて、不明の時は使いません。食品メーカーに直接問合せをすることもあります。
④ 微量の混入を防ぐ
　同一の器具を使用する時は必ずよく洗います。

＊「毎日の調理手順」を参照（p16）。

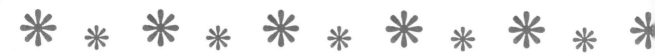

保護者へのおたより

食物アレルギー対応食について

わかくさ保育園

　わかくさ保育園では、食物アレルギー対応食は「治療食」と考えています。

　医師、保護者、そして保育園とで相談の上、子どもにとって最善の食事を提供していきます。

　「保育所におけるアレルギー対応ガイドライン」（厚生労働省）に基づいて対応しています。

1　「保育所におけるアレルギー疾患生活管理指導表」(p28) を提出していただきます

① 用紙は保育園で用意しています。
② 病院を受診し医師に記入してもらい保育園に提出です。毎年４月に新しいものを提出していただきます。
③ それに基づいて保護者の方と打合せの上、対応していきます。

2　医師の指示の下、除去が解除になる場合

　新年度に限らず年度の途中でも医師から除去解除の指示が出た場合、お子さんが対象食品を２回以上ご家庭で食べて反応がないことを確認の後に、除去が解除となります。

　ただし対象食品の１回量は、お子さんの通常の食事で食べる量を目安とします。

　保育園にある「除去解除申請書」(p29) に保護者が記入し解除が成立します。医師作成の指示書は不要です。

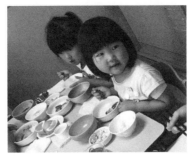

3　ご承知いただきたいこと

①　毎日の昼食、おやつの提供について

　【調理対応について】鍋、調理器具、食器などはアレルギー用に特別に分けてはいません。

＊過去の経過から医師より調理器具等を分けるように特別に指示されている場合はご相談ください。

　一般食にも使用している器具を洗浄して使用しています。

　調理から提供まで、調理担当、栄養士、保育士がチェックを入れ、本人が食べるところまで見守っています。

　保育室では、昼食及びおやつ用の本人専用トレーを使い、食事の用意は保育士が行い本人が行うことはありません。

　普通食の混入を防ぐ為、本人がおかわりをよそうことや、食後の片づけもしません。

②　**毎月、月初にアレルゲンを記した食物アレルギー対応献立表を配布します。**

　鶏卵及び乳製品の除去表示については、１枚の献立表に合わせて表示していますが、個々のお子さまの除去食品に合わせて除去代替対応をしています。

③　**３歳児以上のクラスでは**

　除去食品によっては、調理保育の時に活動が制限されることがあります。

　お泊まり保育などの行事も制限されることがあります。

④　**万が一、誤食等の事故が起きた場合**

　保護者の方に連絡を取り、状態によって救急搬送します。

　以上、ご承知おきくださいますようお願いいたします。

毎日の調理手順

誤食を防ぐために

各園児の除去食材は一覧表にしてある

一覧表は、いつでも見えるところに貼りつけ、同時に各保育室にも同じものを貼り出します。

調理室内の担当について（現在5名、うち1名は離乳食担当専任）

下記のような理由で1週間単位で係担当を替えています。

- ●全員が調理のすべてに関わることで調理に対する理解を深めること
- ●調理のスキルが上がること
- ●仕上がりのイメージを共有できること
- ●フォローし合うことができること
- ●食物アレルギー除去の対応を全員が共有すること

●担当は大まかに4つ

それぞれが責任もって自分の仕事をこなします。

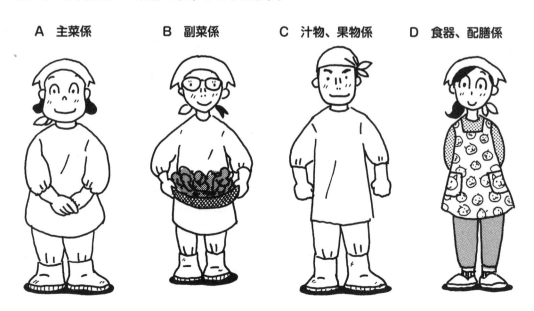

A　主菜係　　B　副菜係　　C　汁物、果物係　　D　食器、配膳係

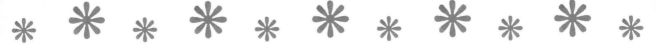

> 欠員の時はCとDを1人でこなしますが、もちろんみんなでフォローし合います。

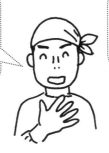

> 食物アレルギー対応食の専任はいません。各係の作業の中で作ります。

> 全員が食物アレルギーの仕組みを知り、対応を学ぶことが重要です。講習会などの機会は全員参加するようにしています。

なぜ専任にしないのか
担当者以外の人の意識が下がっているとどこでミスが出るかわかりません。
「私は関係ない」では調理室全体でのミスが防げない時があると考えます。
各個人の知識、情報レベルの差はありますが、そこはフォローし合いながら進めます。

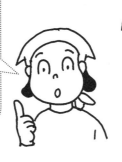
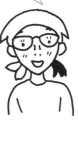

① 2週間ごとに調理室内スタッフ全員で献立の確認

- 調理担当者が献立を2週間分書き出す。
- 1日分を1枚の用紙に書き入れる（記入例参照）。
- 調理スタッフ全員でひとつずつ確認していく。
- 用紙は、調理中に見える場所に貼っておく。

記入例	チェックカード	
さくら	わかくさはなこ	
○月○日	除去食品	代替食品
ごはん	○	
わかめの味噌汁	○	
豆腐のつくね焼き（卵）	卵	かたくりこ
コロコロチーズサラダ	チーズ	コーン
果物	○	
れーずんけーき(乳卵)麦茶		

② 毎朝

- 離乳食担当者（専任）が献立表と食材（特に加工品も）を確認し、アレルギー対応の各担当者（ABCD）に声がけする。「今日のサラダにはチーズが入るから、○○ちゃんは除去だよ」という具合。

③ 調理手順

1 作業担当者が調理

- 最初にアレルギー対応食を作る。
- できあがった料理を盛りつけ、ラップをしてマジックペンで名前を書き、園児名入りトレーにのせる。トレーは専用に色を変えて用意している。
- トレーにのせる料理は対応食（除去代替した料理）のみ。

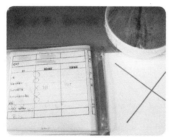

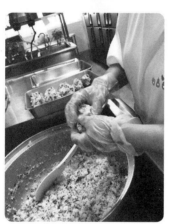

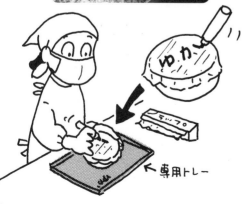

2 D（食器、配膳係）担当者がサインと確認をする。

- トレーの上の料理とカードの内容を確認しながらカードにサインをしていく。
- 同時に〇×カードをのせ、各クラスのワゴンにのせる。

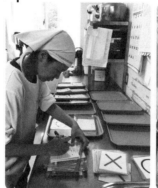
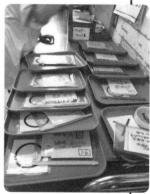

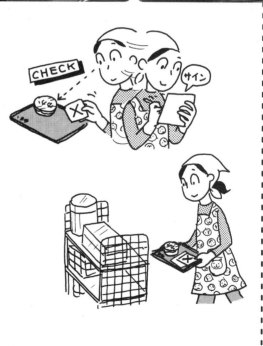

3 料理をのせた鍋やバットなどと一緒に各クラスへ配達する。

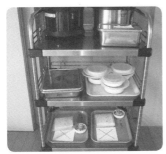
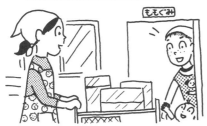

4 D担当が各クラスへ配達する。

- ワゴンを渡す際にその場で現品を見ながら、保育士と確認する（園児名、除去内容、料理、現物など）。

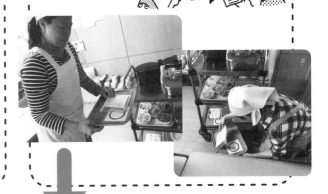

5 食事の時

- クラス担任の保育士がトレーに園児用の料理全品を用意する。
- 園児が席に着いたらトレーを置き、今日の料理を園児に説明する（全年齢で実施）。

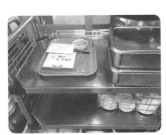
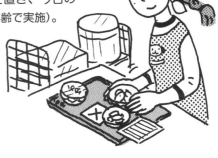

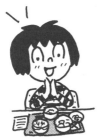
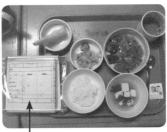
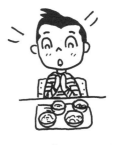

チェックカード

6 園児が無事に食べたら、カードの最後の欄に
保育士がサインする。

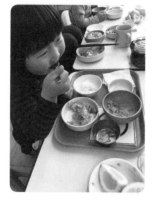
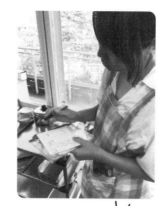
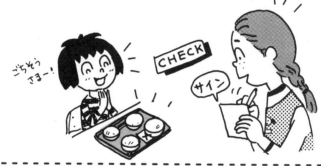

○×カードについて

- 全品食べられる時は○、1品でも代替えになる時は×カードをのせ、これは園児が食べる時もトレーにのせたまま誰が見てもわかるようにしている。
- おかわりする時にも気をつける目安となる。
- 園児本人の意識も育てる。

保育室での諸注意

- 食物アレルギーのある園児は準備は自分でしない。おかわり、片づけも自分でしない。
- 他の園児の料理を食べないように説明しておく。
- 食事中は保育士がそばで見守る。給食当番はやらない。

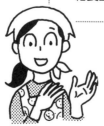

家庭での調理ポイント

　保育園では数人のスタッフで調理にあたりますが、家庭ではほとんどの場合、1人ですべて行います。少しでもその作業が楽になるように、調理のポイントをまとめてみました。

1　アレルゲン食品を持ち込まない
　家庭に持ち込まないように対策する。買わない、もらわない。頂き物もしっかり調べる。

2　アレルゲン食品を使用しない献立を選ぶ
　使用しない献立は和食に多いです。本書のレシピは、和食中心にしています。

3　アレルゲン食品を使用する場合のポイント
①アレルギー除去食ははじめに作る
　調理のはじめに作り、すぐさまそれにふたをして、調理現場から離れた安全な所に保存します。
　途中で取り分けて、仕上げる場合も同様です。アレルギー対応の調理がすんだ後で、アレルゲンとなる食材を用意しましょう。
　使用した後の残りは、すぐに片づけましょう。
②　調理に使用する器具類、食器など、いつもきちんと洗っておく
③　専用の食器、トレーなどを用意する
　アレルギー食専用の食器、トレーなど用意すると、他の家族にもわかりやすく、本人も安心できます。

【注意】小麦粉は、空気中に舞います。常に換気扇を回すなどの対策が必要です。

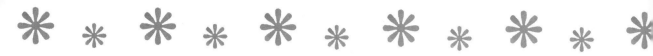

保育園での実際の誤食事例

　20年くらい前から食物アレルギーの子どもが増え始めました。最初は保育園もどういう対応をしていいかわからず模索していました。目の前にアレルギー症状に悩む子どもがいてもその対応も、診断もさまざまだったと思います。その後、だんだんと環境が整い、保育園の受入側の対応も少しずつ形が整ってきました。

　アレルギーガイドラインも整備され、わかくさ保育園での対応も毎年改良を重ね、誤食は減りました。しかしながら、ヒヤリハットの事例があるたびに反省、改善を重ねても、人間のやることに100％完璧はありません。

　ごく最近の事例を振り返ってみます。

1　魚除去の料理にツナ混入（2017年4月）
【状況】
　魚アレルギーのA君のサラダにツナが混入。食事中に本人（年長児）が気づき、職員へ訴えたので食べずにすみました。
【原因】
　アレルギー対応食は最初に作り、皿に盛りつけ、少し離れたところに保管していましたが、ふたをしていませんでした。
　その後ツナ缶を開け、ツナサラダを調理し、各クラスに配食するためのバット等に移しました。その際に離れたところに保管したとはいえ、配食の時に飛んでアレルギー対応食の皿に混入したのではないかと分析しました。実際には原因はわかりません。「対応食」「普通食」それぞれに調理用手袋も替えています。
【対策】
● アレルギー対応食は最初に作り、アレルゲンが混入しないようにラップをきっちりかけて保管する。それからアレルゲンの食材を用意する。

2 小麦アレルギー児にビスケットを提供（2018年3月）

【状況】

おやつの配食の時に直接担当保育士との確認をせず、配食のワゴンを保育室へ置きました。

担当保育士は、アレルギーチェックカードに○が記入してあり、ビスケットの袋にも○が書いてあったので全面的に信用して食べさせました。不審に思う時は調理室へ問い合わせをするのですが、この日はしませんでした。

【対応】

ビスケットを食べている最中から赤い発疹が出現し、すぐさま看護師へ連絡。原因のビスケットの原材料（小麦）を確認して、預かっていた薬を飲ませ、病院で受診しました。すぐに処置をしてもらい、病状は落ち着いて元気を取り戻しました。

【原因】

本児は離乳食を終了したばかりで、おやつに移行してからまだほんの数日でした。担当栄養士がおやつを用意している時、本児のクラス（0歳児クラス）だけ予定していた市販のビスケットを違うものに変更していました。離乳食終了後すぐの子どもたちがより食べやすいものに変更したのです。その際に、[鶏卵不使用のビスケットに変更]となり、鶏卵も除去対象だった本児も食べられるものと勘違いして、小麦のことを忘れて提供してしまいました。

担当栄養士が直接用意し、他の調理員との確認は取っておらず、ここでもチェックがもれました。

【対策】

職員対象のマニュアルに細かく追加をしました。
- 料理や市販品の変更の場合には、カード記入を最初の段階からやり直し、2人でチェックする。保育室へ料理、おやつをのせたワゴンを渡す際にも必ずお互いにカードを見て、除去食品、料理、おやつの現物、カード内容を確認する。
- 小麦製品は見た目ではわからない時があるので、原材料表を添付して保育士も確認できるようにする。

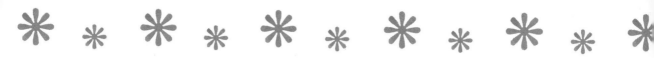

7品目
表示義務、除去ポイント

　食物アレルギーの頻度が高い「卵、乳、小麦、えび、かに」、重い症状が出やすい「そば、落花生」と合わせて7品目は特定原材料指定されています。
　加工食品には容器包装に表示義務があります。

鶏卵

　卵を使用せず調理することは容易です。給食では卵を衣やつなぎに使用しない工夫や、片栗粉を使用するなどすると、皆が同じものを食べられます。
　代替として、魚、肉類、大豆製品を組み合わせれば栄養面での問題はありません。

牛乳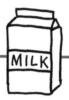

　カルシウム不足に注意が必要です。

【牛乳90㎖中のカルシウム（117mg）を含む食品の目安】

牛乳アレルギー用ミルク………… 180㎖
さくらえび（干）………………… 5.0g
ひじき（乾物）…………………… 7.1g
木綿豆腐…………………………… 83.0g
ししゃも………………… 33.0g（1.5尾）
小松菜（生）……………………… 60.0g

小麦

　主食は米飯にします。栄養面ではむしろ望ましい食事になります。米粉等のパン、麺も使えます。
　しょうゆは原材料に大豆、小麦、塩が用いられますが、小麦の主要アレルゲンは分解されるので症状が出ることはまれです。

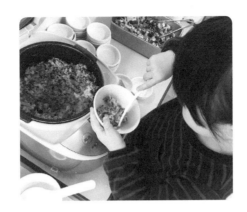

えび、かに

　えびで症状が出る場合には、半数以上でかにでも症状が出ます。

　えび、かには噛み切りにくい食材でもありますので、保育園では使用しなくてもよいと考えます。カルシウムの代替品は前記牛乳欄を参考にしてください。

　じゃこやのりに混ざっているえびなどで症状が出ることはまれです。

そば

　わかくさ保育園では使用していません。

　製麺所では、一般的にそばと同じ釜で茹でうどんを製造しています。

　外食する場合は、工程についても確認するようにしましょう。

落花生

　アナフィラキシーを起こしやすい食材なので注意が必要です。

　落花生は本来「マメ科」であり、「ナッツ（種実）類」とは別です。

　2歳以下では、ピーナッツによる誤嚥性肺炎を起こす危険があるため、保育園では粒のまま使用せず、必ずフードプロセッサー等で細かくして使います。

イラスト／安田みつえ

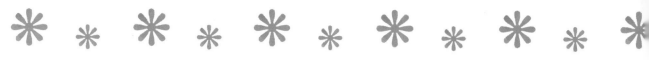

食品について

調味料、加工品類は必ず原材料表示を確認して使用します。まぎらわしい表示の材料はメーカーに問い合わせて確認します。

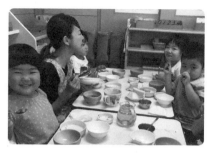

しょうゆ

原材料には小麦が含まれていますが、できあがりの製品には小麦のたんぱく質は残っていないことがわかっています。小麦アレルギーのほとんどのお子さんに、しょうゆは使用できます。

味噌

小麦が含まれていないものを使用します。

だし類・合わせ調味料
（ブイヨン、コンソメ、中華だしの素等）

原材料表示を確認し、アレルゲンが含まれないことを確認します。同じ製品を使用していても、原材料が予告なく変わることがあります。「小麦（しょうゆ由来）」と表示されている時は使用可能です。

魚のアレルギーがある場合、昆布だしを使うとよいでしょう。

＊卵アレルギーで、鶏肉、チキンブイヨン、コンソメを除去するように指示されている場合は、レシピの鶏肉を豚肉に、チキンブイヨンは、ビーフブイヨンに変更します。

マヨネーズ

鶏卵、乳製品、小麦を使用しないマヨネーズが市販されています。好みの味で選ぶとよいと思います。

オイスターソース

かきを塩茹でした際に出る煮汁を加熱濃縮し、でんぷんで濃度を調整、砂糖、調味料を加えて調味したもの。メーカーによって風味や粘度にかなりの違いがあります。小麦でんぷんを含んでいないか確認します。

お米のホットケーキミックス

米粉にふくらし粉、砂糖などが調合され、おいしいケーキが焼けます。少しもちもちしますので2歳以上からの使用がおすすめです。

あわめん

和風でも洋風でも扱いやすい素材です。その他に米めん、ひえめんなども市販されています。

米粉天ぷら粉

米粉を主原料としたものが市販されています。小麦粉や天ぷら粉の代わりに使用します。から揚げなどに使用しても、ふっくら仕上がります。

ベーコン・ハム・ウインナー

市販品を購入する場合には食品添加物をよく確認します。できるだけ添加物の少ないものを選びます。つなぎに乳たんぱく、カゼインが含まれているものが多いため、注意が必要です。

資料1

食物アレルギーの診断がつくまでの経過

クラス　　　　　氏名

記入日　　　年　　月　　日

アレルギーを起こすきっかけは、どのようなことでしたか。全てお書きください。

いつ頃 　　歳　　か月		
何を食べて あるいは、飲んで		
どのような症状が出ましたか (じんましん、吐く、息苦しさなど) じんましんや発赤はどこに出ましたか ○で囲んでください	症状の発症部位	症状の発症部位
食べてからどのくらいの時間で症状が出ましたか		
その時どのように対処しましたか (口の中をかき出しうがいをしたなど)		
受診しましたか どのような処置をしてもらいましたか (飲み薬を飲んだ、点滴をしたなど)		
医師からどのような指示が出ましたか (除去食の指示、じんましんが出た時の内服薬の処方など)		

わかくさ保育園

資料2
<参考様式>

保育所におけるアレルギー疾患生活管理指導表（食物アレルギー・アナフィラキシー・アレルギー性鼻炎）　提出日　　年　月　日

名前_____　男・女　　年_月_日生（_歳_ヶ月）_____組

この生活管理指導表は保育所の生活において特別な配慮や管理が必要となった場合に限って作成するものです。

食物アレルギー（あり・なし）　アナフィラキシー（あり・なし）

病型・治療

A. 食物アレルギー病型（食物アレルギーありの場合のみ記載）
1. 食物アレルギーの関与する乳児アトピー性皮膚炎
2. 即時型
3. その他（新生児消化器症状・口腔アレルギー症候群・食物依存性運動誘発アナフィラキシー・その他）

B. アナフィラキシー病型（アナフィラキシーの既往ありの場合のみ記載）
1. 食物（原因：　　　　　　　　　　　　）
2. その他（医薬品・食物依存性運動誘発アナフィラキシー・ラテックスアレルギー・昆虫・動物のフケや毛）

C. 原因食物・除去根拠　該当する食品の番号に○をし、かつ《 》内に除去根拠を記載

［除去根拠］該当するもの全てを《 》内に番号を記載
① 明らかな症状の既往
② 食物負荷試験陽性
③ IgE抗体等検査結果陽性
④ 未摂取

1. 鶏卵　《　》
2. 牛乳・乳製品　《　》
3. 小麦　《　》
4. ソバ　《　》
5. ピーナッツ　《　》
6. 大豆　《　》
7. ゴマ　《　》
8. ナッツ類*　《　》（すべて・クルミ・アーモンド・　　　）
9. 甲殻類*　《　》（すべて・エビ・カニ・　　　　　　　　）
10. 軟体類・貝類*　《　》（すべて・イカ・タコ・ホタテ・アサリ・　　　）
11. 魚卵*　《　》（すべて・イクラ・タラコ・　　　　　　　　）
12. 魚類*　《　》（すべて・サバ・サケ・　　　　　　　　　　）
13. 肉類*　《　》（鶏肉・牛肉・豚肉・　　　　　　　　　　　）
14. 果物類*　《　》（キウイ・バナナ・　　　　　　　　　　　）
15. その他　《　》

「*類は（ ）の中の該当する項目に○をするか具体的に記載すること」

D. 緊急時に備えた処方薬
1. 内服薬（抗ヒスタミン薬、ステロイド薬）
2. アドレナリン自己注射薬「エピペン®0.15mg」
3. その他（　　　　　　　　　　　　　　　　）

保育所での生活上の留意点

A. 給食・離乳食
1. 管理不要
2. 保護者と相談し決定

B. アレルギー用調整粉乳
1. 不要
2. 必要　下記該当ミルクに○、又は（ ）内に記入
ミルフィー・ニューMA-1・MA-mi・ペプティエット・エレメンタルフォーミュラ
その他（　　　　　　　　）

C. 食物・食材を扱う活動
1. 管理不要
2. 保護者と相談し決定

**D. 除去食品で摂取不可能なものの
病型・治療のC欄で除去の際に摂取不可能なものに○

1. 鶏卵：　卵殻カルシウム
2. 牛乳・乳製品：　乳糖
3. 小麦：　醤油・酢・麦茶
4. 大豆：　大豆油・醤油・味噌
5. ゴマ：　ゴマ油
6. 魚類：　かつおだし・いりこだし
12. 肉類：　エキス

E. その他の配慮・管理事項

アレルギー性鼻炎（あり・なし）

病型・治療

A. 病型
1. 通年性アレルギー性鼻炎
2. 季節性アレルギー性鼻炎
主な症状の時期：春、夏、秋、冬

B. 治療
1. 抗ヒスタミン薬・抗アレルギー薬（内服）
2. 鼻噴霧用ステロイド薬
3. その他

保育所での生活上の留意点

A. 屋外活動
1. 管理不要
2. 保護者と相談し決定

B. その他の配慮・管理事項（自由記載）

【緊急連絡先】
★保護者
電話：
★連絡医療機関
医療機関名：
電話：

記載日　　　年　月　日
医師名
医療機関名

記載日　　　年　月　日
医師名
医療機関名

*この表は、市町村によって異なります。（厚生労働省「保育所におけるアレルギー対応ガイドライン（2012年改訂版）」より）

資料３

除去解除申請書

年　月　日
わかくさ保育園
　　　　　組

園児名

本児は管理指導表に基づいて除去していた食品

食品名

に関して、医師の指示の下で、これまでに複数回食べて症状が誘発されていないので、園における完全解除をお願いします。

保護者名　　　　　　　　　　　　　　　印

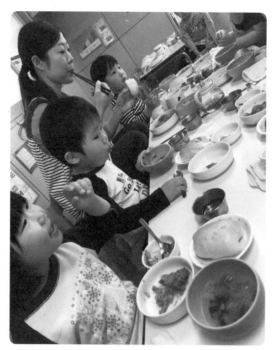
残さず、たくさん食べようね

特定原材料7品目

卵　乳　小麦　えび
かに　そば　落花生

を使わない
わかくさ保育園の
実践献立

■掲載レシピは幼児（3〜5歳）1人分です。ご家庭で作る場合、大人は、幼児の1.5倍の量を目安にしてください。

■栄養価の算出は『日本食品標準成分表（2015年度版7訂）』（文部科学省）を使用しました。

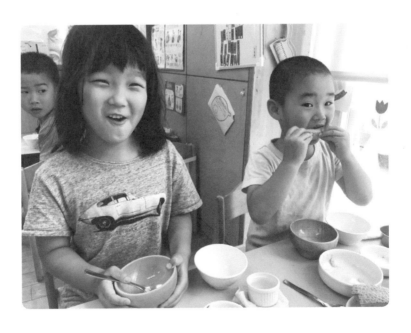

主食

たけのこごはん 鶏ひき肉入り

材料　幼児1人分（g）	
米	50.0
塩	0.5
茹でたけのこ	5.0
油揚げ	2.0
にんじん	7.0
干ししいたけ	0.5
鶏ひき肉	5.0
A　だし汁（かつお）	8.0
しょうゆ	2.0

作り方
① 茹でたけのこは、小さめの薄切りにする。
② 油揚げは細かく切って、熱湯を通す。
③ 皮をむいたにんじん、水で戻した干ししいたけは細かく切る。
④ ①〜③と鶏ひき肉を鍋に入れ、Aを加えてさっと煮る。
⑤ 米に塩を混ぜ、④を米の上にのせて、普通の水加減にして炊く。

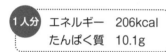
1人分　エネルギー　206kcal
　　　　たんぱく質　10.1g

枝豆とじゃこのごはん

材料　幼児1人分（g）	
米	50.0
枝豆（さやつき）	24.0
にんじん	6.0
しらす干し	7.0
A　砂糖	1.5
しょうゆ	1.8
塩	0.5

作り方
① 枝豆は茹でて、さやからはずす。
② にんじんは皮をむき、フードプロセッサーですりおろす。
③ しらす干しを、さっと湯通しする。
④ 米にAをたした水で普通の水加減にする。そこに②、③を加えて炊く。
⑤ 炊きあがったごはんに枝豆を混ぜる。

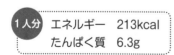
1人分　エネルギー　213kcal
　　　　たんぱく質　6.3g

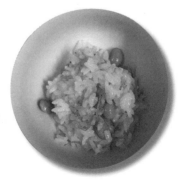

※ 枝豆は冷凍ではなく、旬の季節の露地物を使いましょう。おいしさがまったく違います。

秋鮭の炊き込みごはん

材料　幼児1人分（g）	
米	50.0
鮭	20.0
塩	0.1
切り干しだいこん	1.0
だいこんの葉	3.0
油	1.0
A　水	20.0
しょうゆ	4.0
砂糖	1.0

1人分　エネルギー　225kcal
　　　たんぱく質　8.0g

作り方

① 鮭は皮を取り、塩をふる。
② 切り干しだいこんを水で戻し、短く切る。
③ だいこんの葉をさっと茹でて、細かく切る。
④ ②を油で炒め、Aで煮る。水分を残した状態で煮あげて、具と汁に分ける。
⑤ 炊飯器に米と①の鮭と④の具をのせ、④の煮汁をたした水で普通の水加減にして、塩を加えて炊き上げる。
⑥ 炊きあがったら、③のだいこんの葉を混ぜる。

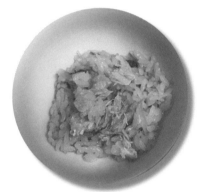

さつまいもごはん

材料　幼児1人分（g）	
米	50.0
塩	0.5
さつまいも	20.0
黒ごま	0.5

1人分　エネルギー　209kcal
　　　たんぱく質　3.4g

作り方

① さつまいもは皮をむいて1cmの角切りにし、水にさらす。
② 米は普通の水加減にして、炊飯直前に塩を混ぜ、水気を切ったさつまいもを米にのせて炊く。
③ 炊きあがったら盛りつけて、黒ごまをふる。

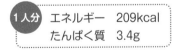
シンプルでおいしく、子どもたちにも大人気です。

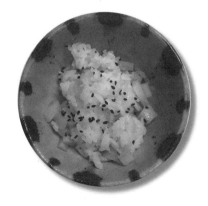

鶏そぼろごはん

材料　幼児1人分 (g)	
米	50.0
塩	0.5
鶏ひき肉	5.0
にんじん	7.0
しいたけ（生）	5.0
A　だし汁（かつお）	8.0
しょうゆ	2.0

作り方
① 皮をむいたにんじんと、しいたけは細かく切る。
② ①と鶏ひき肉を鍋に入れて、Aを加えてさっと煮る。
③ 米に塩を加え②をのせて、普通の水加減にして炊く。

1人分　エネルギー　196kcal
　　　　たんぱく質　4.3g

ケチャップチキンライス

材料　幼児1人分 (g)	
米	50.0
鶏もも肉（皮つき）	15.0
たまねぎ	15.0
にんじん	2.0
ピーマン	3.0
ケチャップ	13.0
塩	0.5
油	3.0

作り方
① 米を普通の水加減にして炊く。
② 皮をむいたたまねぎ、にんじんと、ピーマンはみじん切りにする。
③ 鶏もも肉は食べやすい大きさに、細かく切っておく。
④ 鍋に油を熱して鶏肉、②の野菜を炒める。
⑤ ④を少量の水、ケチャップ、塩で煮込む。
⑥ 炊きあがったごはんを④に加えて混ぜる。

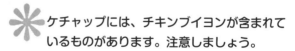
ケチャップには、チキンブイヨンが含まれているものがあります。注意しましょう。

1人分　エネルギー　249kcal
　　　　たんぱく質　6.4g

チキンピラフ

材料　幼児1人分（g）	
米	50.0
鶏もも肉（皮つき）	10.0
にんじん	5.0
たまねぎ	15.0
油	2.0
塩	0.6
コンソメ	0.2
パセリ	0.5

作り方

① 鶏もも肉をこま切れにする。
② にんじん、たまねぎは皮をむき、みじん切りにする。
③ よく温めた鍋に油を入れて、鶏もも肉、②の野菜を炒め、塩で味をつける。
④ 米を普通の水加減にして、③とコンソメを加えて炊く。
⑤ 炊き上がったら、みじん切りしたパセリを混ぜる。

1人分　エネルギー　219kcal
　　　　たんぱく質　52.0g

中華炊き込みおこわ

材料　幼児1人分（g）	
もち米	30.0
うるち米	20.0
茹でたけのこ	10.0
干ししいたけ	0.5
にんじん	5.0
ねぎ	5.0
豚ひき肉	10.0
【スープ】	
中華だしの素	0.5
水	70.0
A　塩	0.1
しょうゆ	1.0
砂糖	2.0

作り方

① もち米を一晩水にひたす。
② 茹でたけのこを薄切りにして、小さめに切る。
③ 干ししいたけを水で戻して、千切りにする。
④ にんじは皮をむき、短めの千切りにする。
⑤ ねぎを小口切りにする。
⑥ 熱したフライパンで豚ひき肉を炒めておく。
⑦ もち米とうるち米を合わせて、スープ（水に中華だしの素を溶かしたもの）、A、②〜⑥を加えて炊く。

1人分　エネルギー　203kcal
　　　　たんぱく質　3.7g

鶏なんばんめん

材料　幼児1人分（g）	
あわめん（乾めん）	60.0
鶏もも肉（皮つき）	25.0
干ししいたけ	1.0
にんじん	10.0
ねぎ	10.0
A　だし汁（かつお）	200.0
しょうゆ（うすくち）	9.0
塩	1.0
ごま油	3.0

作り方

① あわめんは茹でて、10cmくらいの長さに切る。
② 鶏もも肉は小さく切っておく。
③ 干ししいたけは水で戻して、小さく切る。
④ にんじんは皮をむき、薄いいちょう切りにする。
⑤ ねぎは小口切りにする。
⑥ 鍋にAを入れて温め、②〜④を煮る。
⑦ ①と⑤のねぎを鍋に入れ、最後にごま油を加えてできあがり。

1人分　エネルギー　316kcal
　　　　たんぱく質　11.8g

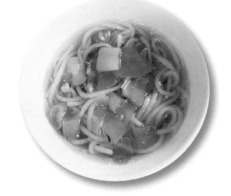

ちゃんぽんめん

材料　幼児1人分（g）	
あわめん（乾めん）	60.0
豚ロース肉	30.0
茹でたけのこ	6.0
にんじん	5.0
キャベツ	20.0
にら	5.0
もやし	10.0
ねぎ	8.0
A　鶏がらスープの素	5.0
水	180.0
しょうゆ	6.0
塩	0.5
ごま油	1.5

作り方

① あわめんは茹でて、10cmくらいの長さに切る。
② 豚肉は小さく切る。
③ 茹でたけのこは、小さめの薄切りにする。
④ にんじんは皮をむき、小さめのいちょう切りにする。
⑤ キャベツは薄切りにし、さらに短く切る。
⑥ にらは3cmくらいの長さに切り、もやしも適当な長さに切る。
⑦ ねぎは小口切りにする。
⑧ 鍋にAを入れて温める。
⑨ ⑧に②〜⑥を入れて煮る。
⑩ 最後に⑦のねぎを加え、味を調えて、あわめんを入れる。

 野菜もたくさん入り、体の温まるメニューです。

1人分　エネルギー　333kcal
　　　　たんぱく質　14.3g

ほうとう風めん

材料　幼児1人分（g）	
あわめん（乾めん）	60.0
鶏もも肉（皮つき）	25.0
かぼちゃ	50.0
しいたけ（生）	5.0
にんじん	10.0
だいこん	15.0
ねぎ	10.0
A　だし汁（かつお）	200.0
塩	1.0
米味噌（辛味噌）	8.0

1人分　エネルギー　260kcal
　　　　たんぱく質　11.2g

作り方

① あわめんを茹で、10cmくらいの長さに切る。
② 鶏もも肉は小さく切る。
③ かぼちゃは種を取り、ひと口大に切る。
④ しいたけは小さく切る。
⑤ にんじん、だいこんは皮をむき、小さめのいちょう切りにする。
⑥ ねぎは小口切りにする。
⑦ 鍋にAを入れて温める。
⑧ ⑦に②の鶏もも肉、④〜⑥を入れて煮る。
⑨ 野菜が煮えてきたら③を入れ、さらに煮てから弱火にして味噌を入れて味を調える。
⑩ かぼちゃがやわらかくなったら①を加えて、できあがり。

あわめんミートソース

材料　幼児1人分（g）	
あわめん（乾めん）	60.0
豚ひき肉	45.0
たまねぎ	45.0
にんじん	20.0
ピーマン	10.0
ケチャップ	10.0
トマトピューレ	25.0
コンソメ	0.2
塩	0.2
オリーブ油	3.0

1人分　エネルギー　400kcal
　　　　たんぱく質　15.0g

作り方

① あわめんは茹でて、10cmくらいに切る。
② たまねぎ、にんじんは皮をむき、みじん切りにする。
③ ピーマンもみじん切りにする。
④ フライパンにオリーブ油を熱し、豚ひき肉を炒める。
⑤ よくほぐれたら②，③の野菜を入れ、さらによく炒めてケチャップ、トマトピューレを加えて煮る。
⑥ 弱火でかき混ぜながら火を通し、コンソメ、塩で味を調える。
⑦ ⑥を①にかけてできあがり。

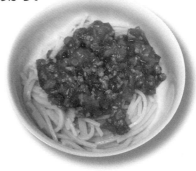

イタリアンあわめん

材料　幼児1人分（g）	
あわめん（乾めん）	60.0
ベーコン	10.0
たまねぎ	20.0
黄ピーマン	5.0
おろしにんにく	0.3
オリーブ油	3.0
A　しょうゆ	6.0
塩	0.4

1人分　エネルギー　303kcal
　　　　たんぱく質　7.7g

作り方
① あわめんは茹でて、10cmくらいに切る。
② ベーコンは細切りにする。
③ たまねぎは皮をむいて薄切り、黄ピーマンは細かく切る。
④ フライパンにオリーブ油を熱して、おろしにんにく、ベーコンを炒める。
⑤ ③の野菜を④に加え、さらによく炒める。
⑥ Aで味つけし、①のめんを加え、混ぜ合わせる。

※ ベーコンはアレルギー対応のものを選びます。

あんかけ焼そば

材料　幼児1人分（g）	
あわめん（乾めん）	60.0
豚ひき肉	30.0
たまねぎ	30.0
茹でたけのこ	5.0
にんじん	12.0
もやし	30.0
ごま油	3.0
だし汁（かつお・昆布）	100.0
A　塩	0.2
しょうゆ	6.0
片栗粉	4.5

1人分　エネルギー　343kcal
　　　　たんぱく質　12.9g

作り方
① たまねぎは皮をむいて薄切りにし、さらに小さく切る。
② 茹でたけのこは小さめの薄切りにする。
③ にんじんは皮をむいて小さめの細切りにする。
④ もやしは適当な長さに切る。
⑤ あわめんは茹でて、10cmくらいに切っておく。
⑥ フライパンにごま油を熱し、豚ひき肉を炒める。
⑦ ⑥に①〜④を加えて炒め、だし汁を加えて煮る。
⑧ Aで味つけをし、最後に水溶き片栗粉を加える。
⑨ 茹でた⑤を皿に盛りつけ、⑧をかける。

主菜
魚のソテー バーベキューソース

材料　幼児1人分（g）

	赤魚	50.0
	塩	0.3
	片栗粉	1.0
	たまねぎ	12.0
	りんご	10.0
A	しょうゆ	3.0
	砂糖	1.5
	酢	1.0
	おろししょうが	0.3
	おろしにんにく	0.3

作り方
① 赤魚は塩をふり、片栗粉を軽くまぶしておく。
② たまねぎ、りんごは皮をむいて適当な大きさに切り、Aでやわらかくなるまで煮る。
③ ②をミキサーにかけ、バーベキューソースを作る。
④ ①を180℃のオーブンで8〜10分焼く。
⑤ ④を皿に盛りつけ、③をかける。

1人分　エネルギー　75kcal
　　　　　たんぱく質　9.0g

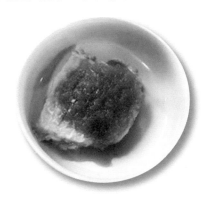

鮭のちゃんちゃん焼き

材料　幼児1人分（g）

	鮭	50.0
	塩	0.2
	たまねぎ	6.0
	にんじん	10.0
	しめじ	5.0
	キャベツ	20.0
A	米味噌（甘味噌）	3.0
	砂糖	0.5
	レモン果汁	0.5

作り方
① 鮭には塩をふっておく。
② たまねぎ、にんじんは皮をむき、細切りにする。
③ しめじは石づきを取り、ばらばらにしておく
④ キャベツは細切りにする。
⑤ Aを合わせて、②③④と合わせる。
⑥ 15cmくらいに切ったアルミホイルの上に鮭を置き、上から⑤をのせて包む。
⑦ 190℃のオーブンで15分焼く。

1人分　エネルギー　86kcal
　　　　　たんぱく質　12.0g

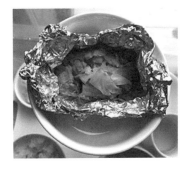

主菜

鮭のピザ焼き

材料　幼児1人分（g）	
鮭	60.0
塩	0.1
たまねぎ	15.0
A ケチャップ	11.0
大豆マヨネーズ	10.0

1人分　エネルギー　107kcal
　　　　たんぱく質　14.2g

作り方
① たまねぎは皮をむき、薄切りにしてから2～3cmの長さに切る。
② 鮭は塩をふっておく。
③ Aを合わせて①と混ぜる。
④ 鉄板に②の鮭を置き、上に③をのせる。
⑤ 180℃のオーブンで約10分焼く。

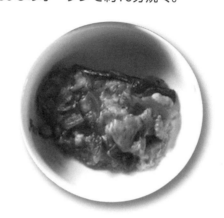

かじきのねぎ味噌焼き

材料　幼児1人分（g）	
かじき	45.0
A おろししょうが	0.5
しょうゆ	2.5
片栗粉	3.0
油	3.0
ねぎ	10.0
B 白味噌	5.0
砂糖	3.0

1人分　エネルギー　133kcal
　　　　たんぱく質　9.5g

作り方
① かじきはAに漬けておく。
② ①に片栗粉を軽くまぶし、油をひいた鉄板に並べる。
③ ねぎは小口切りにする。Bを合わせておく。
④ ②のかじきの上に③をのせる。
⑤ 180℃に温めたオーブンで10分焼く。

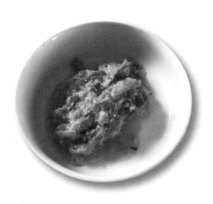

ぶり大根

材料	幼児1人分（g）	
ぶり		40.0
だいこん		60.0
にんじん		10.0
A	しょうゆ	4.0
	砂糖	3.0
	おろししょうが	0.4

1人分 エネルギー 132kcal
たんぱく質 9.2g

主菜

作り方
① ぶりは洗って小さめのぶつ切りにし、さらに湯をかけ流す。
② だいこんは皮をむき、2〜3cmの角切りにする。
③ にんじんは皮をむき、0.8〜1cmの厚さのいちょう切りにする。
④ 鍋に①②③とA、材料がひたひたになるくらいの水を加えて煮る。
⑤ 味を調えて、できあがり。

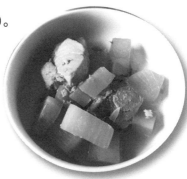

チャプチェ

材料	幼児1人分（g）	
牛もも肉		30.0
牛バラ肉		3.0
A	砂糖	1.0
	しょうゆ	1.0
	おろししょうが	0.2
	片栗粉	0.8
春雨		5.0
ほうれん草		5.0
ピーマン		12.0
しいたけ（生）		1.0
にんじん		13.0
油		3.0
B	おろしにんにく	0.5
	おろししょうが	0.5
	しょうゆ	1.5
	オイスターソース	1.5
	砂糖	3.0

1人分 エネルギー 152kcal
たんぱく質 7.0g

作り方
① 牛もも肉は細切り、牛バラ肉は食べやすい大きさに切る。
② Aに①の肉を漬け込む。
③ 春雨は茹でて、適当な長さに切っておく。
④ ほうれん草は軽く茹でてしぼり、食べやすい大きさに切る。
⑤ ピーマン、しいたけは細切りにする。
⑥ にんじんは皮をむいて細切りにし、⑤と一緒に油をひいたフライパンで火が通るまで炒め、Bで味つけする。
⑦ ⑥はいったん取り出しておく。
⑧ ②の牛肉を、同じフライパンに油をひいて炒め、③を加えてさらに炒める。
⑨ ⑦を加えて合わせ、④を加えて味を調える。

＊ ほうれん草を1回茹でるのは、あくを取って食べやすくするためです。

いも煮風煮物

材料　幼児1人分（g）	
牛バラ肉（薄切り）	22.0
木綿豆腐	12.0
さといも	34.9
だいこん	20.0
糸こんにゃく	5.0
ねぎ	15.0
A　しょうゆ	3.6
砂糖	1.6
だし汁（かつお・昆布）	20.0
油	1.0

1人分　エネルギー　150kcal
　　　　　たんぱく質　4.8g

作り方

① 牛バラ肉を適当な大きさに切る。
② 木綿豆腐は2～3cmの角切りにし、水気を切っておく。
③ さといもは皮をむき、食べやすい大きさに切る。
④ だいこんは皮をむき、1cm幅のいちょう切りにする。
⑤ 糸こんにゃくは洗って、適当な長さに切る。
⑥ ねぎは小口切りにする。
⑦ 深めの鍋にA、だし汁、③～⑥を入れ、材料がひたひたになるくらいの水を加えて煮る。
⑧ 材料が煮えてきたら、①の牛バラ肉を加え、火が通ったら②を加えて、味を調える。

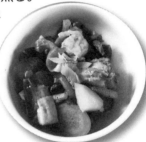

豚しゃぶの和風だれ

材料　幼児1人分（g）	
豚もも肉（薄切り）	44.0
ねぎ	5.0
もやし	20.0
たまねぎ	10.0
サラダ菜	5.0
A　酢	3.8
ごま油	1.0
砂糖	1.5
しょうゆ	1.0
おろししょうが	1.0

1人分　エネルギー　107kcal
　　　　　たんぱく質　9.7g

作り方

① 薄切りの豚もも肉を、さらにひと口大に切る。
② ねぎは斜め薄切り、もやしは適当な長さに切る。
③ たまねぎは皮をむいて薄切りし、さらに2～3cmの長さに切る。
④ サラダ菜はよく洗い、細切りにする。
⑤ Aを合わせて、②③とおろししょうがを煮る。味が濃いようなら水をたす。
⑥ 沸騰した湯にねぎの青い部分を入れ、①の豚肉をばらばらにほぐしながら茹で、水気を切っておく。
⑦ 皿に④を敷いて⑥を盛りつけ、⑤をかける。

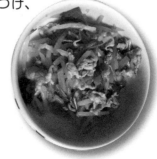

韓国風スタミナ炒め

材料　幼児1人分（g）	
豚バラ肉（薄切り）	4.0
豚もも肉（薄切り）	35.0
おろしにんにく	0.5
たまねぎ	20.0
だいこん	50.0
にら	10.0
ねぎ	10.0
ごま油	3.0
A　しょうゆ	4.0
砂糖	2.0
おろししょうが	0.3

作り方

① 薄切りの豚肉を、さらにひと口大に切り、しょうゆ（分量外）、おろしにんにくに漬け込んでおく。
② たまねぎは皮をむいて薄切りにし、さらに2～3cmの長さに切る。
③ だいこんは皮をむいて薄くスライスしてから、細切りにする。
④ にらは2～3cmの長さに切る。
⑤ ねぎは0.5cmの輪切りにする。
⑥ 深めの鍋にごま油をひいて温め、肉を炒める。
⑦ 肉がほぐれたら②③⑤と、A、おろししょうがを加える。
⑧ 全体を混ぜてから少量の水を加え、野菜がしんなりするまでふたをして弱火で煮る。
⑨ ④を加え、味を調える。

1人分　エネルギー　141kcal　たんぱく質　8.9g

※主菜

豚肉とキャベツの炒め物

材料　幼児1人分（g）	
豚ロース肉（薄切り）	30.0
豚バラ肉（薄切り）	10.0
キャベツ	50.0
にんじん	8.0
たまねぎ	20.0
A　砂糖	1.6
しょうゆ	1.6
オイスターソース	0.4
おろししょうが	0.8
おろしにんにく	0.3
ごま油	0.8

作り方

① 薄切りの豚肉を、さらにひと口大に切る。
② キャベツは芯を除いて、1cm幅くらいの短冊切りにしておく。特に芯に近いかたい部分は、食べやすくするため薄切りにする。
③ にんじんは皮をむき、1cm幅くらいの薄い短冊切りにする。
④ たまねぎは皮をむき、芯を除いて薄切りにし、さらに2～3cmの長さに切っておく。
⑤ Aを合わせておく。
⑥ 鍋またはフライパンでごま油を温め、おろししょうが、おろしにんにくを加えて、①の肉を炒めていく。
⑦ 火が通ったら②③④を加え、一気に炒める。
⑧ 全体がしんなりしたら⑤を加え、味を調えてできあがり。

1人分　エネルギー　166kcal　たんぱく質　9.1g

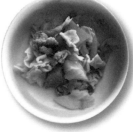

チャンプルー

材料	幼児1人分 (g)
豚もも肉（皮つき）	30.0
たまねぎ	30.0
にんじん	15.0
緑豆もやし	30.0
にら	10.0
厚揚げ	25.0
油	1.0
おろしにんにく	0.1
A しょうゆ	2.0
塩	0.1

作り方
① 豚もも肉はコマ切れにする。
② たまねぎ、にんじんは皮をむき、薄切りにし、2～3cmの長さに切る。
③ 緑豆もやし、にらは3～4cmの長さに切る。
④ 厚揚げはひと口大に切る。
⑤ 鍋に油を熱し、おろしにんにくと①の豚肉を炒める。
⑥ ②と③のもやしを、⑤に加えて炒める。
⑦ 野菜に火が通ったら、③のにらと、Aを合わせて加える。
⑧ ④を加えさらに炒める。

1人分 エネルギー 119kcal
　　　たんぱく質 9.5g

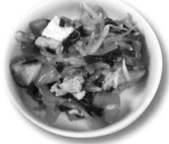

ポークビーンズ

材料	幼児1人分 (g)
茹で大豆	23.0
豚ひき肉	35.0
たまねぎ	36.0
にんじん	12.0
しいたけ（生）	5.0
ホールトマト（缶）	15.0
いんげん	4.4
おろしにんにく	1.0
油	2.0
A コンソメ	0.5
ケチャップ	9.0
砂糖	1.0
塩	0.5
パセリ（乾燥）	0.5

作り方
① 茹で大豆は水気を切っておく。
② たまねぎ、にんじんは皮をむき、粗いみじん切りにしておく。
③ しいたけは薄切りにしてから刻む。
④ ホールトマト（缶）のトマトは適当な大きさに刻んでおく。
⑤ いんげんは2～3cmの長さに切っておく。
⑥ 深めの鍋に油をひいて温め、おろしにんにくを入れて香りを少し立たせてから、豚ひき肉を炒める。
⑦ ⑥の鍋に②と、③④⑤を加えて混ぜる。
⑧ 材料がひたひたにひたるように水を入れ、さらにAを加えて煮る。
⑨ 材料がやわらかくなったら味をみて、塩で味を調える。
⑩ 最後にパセリをふりかける。

1人分 エネルギー 174kcal
　　　たんぱく質 10.6g

※ 本来は1cm角切りの豚肉を使いますが、ひき肉にして子どもにも食べやすくしています。

豚大根の煮物

材料　幼児1人分（g）	
豚ロース肉（薄切り）	20.0
豚バラ肉（薄切り）	10.0
だいこん	60.0
干ししいたけ	1.0
昆布（だし用）	0.1
いんげん	4.0
油	0.4
A　しょうゆ	4.0
砂糖	1.5
おろししょうが	0.1

1人分　エネルギー　119kcal
　　　　たんぱく質　6.2g

作り方

① 薄切りの豚肉を、さらにひと口大に切る。
② だいこんは皮をむき、1～2cm角に切る。
③ 干ししいたけは水で戻し、薄切りにする。
④ だし用昆布は、あらかじめ2～3cmの長さの細切りにし、水につけておく。
⑤ いんげんは3cmくらいに切る。
⑥ 深い鍋に油をひいて温め、肉を炒める。
⑦ 肉に火がある程度通ったら、②を加えて混ぜ合わせる。
⑧ ⑦に③をつけ汁ごと入れ、④⑤とAを加える。
⑨ 材料がひたひたになるより少なめに、水を加えて煮ていく。途中であくをとる。
⑩ 味をみて調整し、だいこんがやわらかくなったらできあがり。

主菜

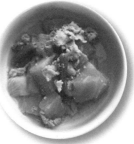

豚とがんもの煮物

材料　幼児1人分（g）	
豚もも肉（薄切り）	13.0
豚バラ肉（薄切り）	10.0
がんもどき	30.0
たまねぎ	15.0
いんげん	2.0
しいたけ（生）	4.0
A　ごま油	2.0
しょうゆ	2.0
コンソメ	0.3
砂糖	0.3
片栗粉	0.5

1人分　エネルギー　170kcal
　　　　たんぱく質　9.7g

作り方

① 薄切りの豚肉を、さらにひと口大に切る。
② がんもどきはひと口大に切る。
③ たまねぎは皮をむき、半分にして輪切りにし、さらに2～3cmの長さに切る。
④ いんげんは2～3cmの長さに切る。
⑤ しいたけは薄切りにし、さらにひと口大に切る。
⑥ 深めの鍋に①③④⑤とAを加え、ひたひたの水を加えて煮る。
⑦ 材料がやわらかくなったら、②を加えて煮る。
⑧ 味を調える。
⑨ 最後に水溶き片栗粉でトロミをつけてできあがり。

＊がんもどきはよく煮込んで味をしみ込ませるとさらにおいしい。とろみをつけるとパサパサせず食べやすくなります。

主菜

鶏肉のマーマレード焼き

材料　幼児1人分（g）	
鶏もも肉（皮つき）	50.0
A　マーマレード	13.8
しょうゆ	3.0
おろしにんにく	0.3

作り方

① 鶏もも肉は、食べやすい大きさに切っておく。
② Aに①を5分くらい漬け込む。
③ ②を180℃に温めたオーブンに入れ、10分ほど焼く。
④ 竹串で中央をさしてみて、赤い肉汁が出てこなければ、できあがり。

1人分　エネルギー　101kcal
　　　たんぱく質　9.8g

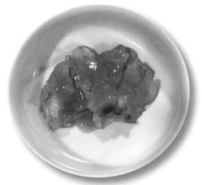

鶏とキャベツの味噌炒め

材料　幼児1人分（g）	
鶏もも肉（皮つき）	45.0
キャベツ	50.0
にんじん	8.0
ごま油	1.0
A　中華だしの素	0.4
砂糖	1.0
米味噌（辛味噌）	4.0
甜麺醤	0.6
しょうゆ	1.0
おろししょうが	0.3

作り方

① キャベツは芯を除いて、細切りにしておく。特に芯に近いかたい部分は、食べやすくするため薄切りにする。
② にんじんは皮をむき、1cm幅くらいの薄い短冊切りにする。
③ 深めのフライパンにごま油を熱し、ひと口大に切った鶏もも肉を炒める。
④ ③に火が通ったところで①②を加え、さらに炒める。
⑤ 野菜がしんなりしてきたらAを加え、味を調える。
⑥ 野菜がかたいようなら、水分を飛ばしながら火を入れる。
⑦ 最後におろししょうがを加え、味を調えてできあがり。

1人分　エネルギー　130kcal
　　　たんぱく質　8.9g

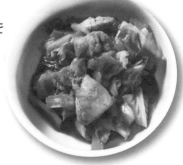

鶏のラビゴットソース

材料　幼児1人分（g）	
鶏もも肉（皮つき）	55.0
おろしにんにく	0.3
塩	0.1
きゅうり	8.0
トマト	8.0
赤ピーマン	5.0
たまねぎ	8.0
A　オリーブ油	3.0
りんご酢	3.0
塩	0.3
砂糖	1.0
片栗粉	1.7

作り方

① 鶏もも肉はひと口大に切り、おろしにんにくと塩で漬け込んでおく。
② きゅうり、トマトは粗みじん切りにする。
③ 赤ピーマンは粗みじんに切る。
④ たまねぎは皮をむき、みじん切りにして、Aで辛みがなくなるまで煮る。③も加えて火を通し、冷ましておく。
⑤ ①の鶏肉に片栗粉をまぶして、180℃に温めたオーブンで10〜15分焼く。
⑥ ⑤に竹串をさして、赤い肉汁が出なければ皿に盛りつける。
⑦ 冷ましておいた④と②を合わせてラビゴットソースを作り、⑥にかけてできあがり。

1人分　エネルギー　156kcal　たんぱく質　9.4g

主菜

タンドリーチキン

材料　幼児1人分（g）	
鶏もも肉（皮つき）	45.0
A　塩	0.2
しょうゆ	0.6
おろしにんにく	0.2
カレー粉	1.0
大豆マヨネーズ	5.0

作り方

① 鶏もも肉をAで30分以上漬け込む。
② 180℃に温めたオーブンで10分焼く。焼き時間は肉の量によって調整する。
③ 竹串などをさして、赤い肉汁が出てこなければ、できあがり。

※ 3〜4歳児向けには、焼きあがりを1/3〜1/2に切ると食べやすいでしょう。

※ カレー粉は、小麦粉が含まれていないものを選びます。

1人分　エネルギー　102kcal　たんぱく質　9.3g

鶏の甘酢和え

材料　幼児1人分（g）	
鶏もも肉（皮つき）	50.0
A しょうゆ	0.3
塩	0.1
しょうが	0.5
片栗粉	4.0
油	適量
B 砂糖	3.0
りんご酢	1.0
しょうゆ	1.2
水	5.0

作り方
① 鶏もも肉はAに漬け込んでおく。
② ①の水気を切り、片栗粉でまぶす。
③ Bを合わせ、水を加えて鍋で温め、甘酢を作る。
④ ②の鶏を170℃の油で揚げる。
⑤ 火が通ったら、熱いうちに③の甘酢をからめる。
⑥ 食べやすい大きさに切り、皿に盛りつける。

1人分　エネルギー　134kcal
　　　　たんぱく質　9.8g

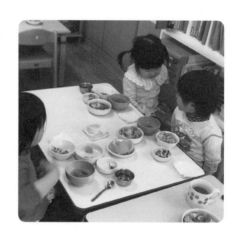

鶏ささみのアーモンドフライ

材料　幼児1人分（g）	
鶏ささみ	38.0
塩	0.1
米粉天ぷら粉	5.0
アーモンドスライス（乾燥）	6.0
ごま	0.8
油	適量
ケチャップ	3.0

作り方
① 鶏ささみは適当な大きさに切り、塩をふっておく。
② 米粉天ぷら粉に、適宜水を加えて①をからめ、さらにアーモンドスライス、ごまをまぶしつける。
③ 油を熱し、②を170℃で揚げる。
④ 中まで火が通ったら皿に盛り、ケチャップを添える。

1人分　エネルギー　168kcal
　　　　たんぱく質　9.5g

鶏肉のトマト煮込みスペイン風

材料　幼児1人分（g）	
鶏もも肉（皮つき）	42.0
じゃがいも	28.0
たまねぎ	10.0
にんじん	8.0
トマト	30.0
ホールトマト(缶)	10.0
おろしにんにく	1.0
ブイヨン	0.7
オリーブ油	6.0
塩	0.1

作り方

① 鶏もも肉はひと口大に切る。
② じゃがいもは皮をむき、ひと口大に切る。
③ たまねぎ、にんじんは皮をむき、くし形に切る。
④ トマトは湯むきをしてから、適当な大きさに切る。ホールトマト（缶）も大きいものは切っておく。
⑤ 鍋に①～④とおろしにんにく、ブイヨン、オリーブ油を合わせて煮る。
⑥ 材料がやわらかくなるまで煮る。塩で味を調える。

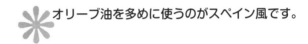 オリーブ油を多めに使うのがスペイン風です。

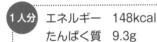 エネルギー　148kcal　たんぱく質　9.3g

豆腐バーグねぎソース

材料　幼児1人分（g）		
木綿豆腐		40.0
たまねぎ		20.0
鶏ひき肉		30.0
A	片栗粉	5.0
	塩	0.3
万能ねぎ		2.0
B	しょうゆ	3.0
	砂糖	0.5
	片栗粉	0.5
だし汁（かつお）		80.0

作り方

① 万能ねぎは輪切りにする。
② Bを合わせ、だし汁を加えて煮立てる。
③ ②に①を合わせて、ねぎソースを作る。
④ たまねぎは皮をむき、みじん切りにする。
⑤ 木綿豆腐はおもしを乗せて水気を切っておく。
⑥ ⑤をくずして、④、鶏ひき肉、Aを合わせてよく混ぜる。
⑦ 粘り気が出てきたらひとつに丸め、180℃のオーブンで15分焼く。
⑧ 皿に盛りつけ、③のソースをかける。

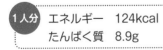 エネルギー　124kcal　たんぱく質　8.9g

五目豆

主菜

材料　幼児1人分（g）	
大豆（水煮缶）	25.0
豚ロース肉（薄切り）	15.0
豚バラ肉（薄切り）	10.0
だいこん	30.0
にんじん	15.0
たまねぎ	10.0
ごぼう	10.0
いんげん	5.0
油	1.0
A　砂糖	1.0
しょうゆ	2.0
だし汁（かつお・昆布）	15.0

1人分　エネルギー　151kcal　たんぱく質　8.4g

作り方

① 大豆（水煮缶）は水切りしておく。
② 薄切りの豚肉を、さらにひと口大に切る。
③ だいこん、にんじん、たまねぎは皮をむき、それぞれ1cmの角切りにする。
④ ごぼうはタワシでよくこすって洗い、5mmくらいの輪切りにしておく。
⑤ いんげんは1～2cmの長さに切る。
⑥ 鍋に油を温め、②の肉を炒める。
⑦ ⑥の肉にある程度火が通り、パラパラとほぐれてきたら④を加えて炒める。
⑧ ⑦の鍋に①③⑤を加えて全体を混ぜる。
⑨ Aと、材料がひたひたになるくらいの水を加えて煮る。
⑩ 途中、あくを取り、野菜がやわらかくなったら味をみて、しょうゆ（分量外）で味を調えてできあがり。

 ごぼうは、皮はむかなくてもよいですが、気になるようなら、包丁の背でこすります。

 火を止めてからそのまま少しおくと、さらに味がしみておいしい。
れんこん、たけのこなどを加えてアレンジできます。
伝えていきたい日本文化、「和食」です。

厚揚げとじゃがいものそぼろ煮

材料　幼児1人分（g）	
厚揚げ	50.0
豚ひき肉	25.0
じゃがいも	30.0
にんじん	5.0
たまねぎ	25.0
きぬさや	5.0
油	1.0
A　しょうゆ	4.0
砂糖	2.0
片栗粉	0.7

1人分　エネルギー　177kcal　たんぱく質　9.9g

作り方

① 厚揚げは1～2cmの角切りにする。
② じゃがいもは皮をむき、ひと口大に切る。
③ にんじんは皮をむき、1～2cm長さの細切りにする。
④ たまねぎは薄切りにし、さらに1～2cm幅に切る。
⑤ きぬさやは細切りにしておく。
⑥ 鍋に油をひいて温め、豚ひき肉を炒める。
⑦ 肉にある程度火が通ったら②③④を加え、全体を混ぜ合わせる。
⑧ ひたひたの水を加え、Aを合わせて煮ていく。
⑨ 途中であくを取り、野菜がやわらかくなったら味を調え、⑤を加える。
⑩ 仕上げに水溶き片栗粉でとろみをつけて、できあがり。

マーボー豆腐

材料　幼児1人分（g）	
木綿豆腐	50.0
にんじん	15.0
しいたけ（生）	10.0
ねぎ	5.0
おろしにんにく	0.2
豚ひき肉	25.0
ごま油	2.4
A　米味噌（辛味噌）	2.0
しょうゆ	4.0
砂糖	2.0
片栗粉	1.6

1人分　エネルギー　147kcal
　　　　たんぱく質　8.8g

作り方

① 木綿豆腐は湯通しするか、おもしを乗せて水切りしておく。
② にんじんは皮をむき、みじん切りする。
③ しいたけは石づきを取り、みじん切りに、ねぎもみじん切りにする。
④ Aを合わせておく。
⑤ 深めの鍋にごま油を熱し、おろしにんにくを加え、豚ひき肉を炒める。
⑥ 肉がほぐれ、火が通ったら②③を加えて、焦げないように分量外の水を加えて煮る。
⑦ ⑥に④を加えて混ぜ、1～2cm角に切った①を加えて煮る。
⑧ 味を調え、水溶き片栗粉でとろみをつける。

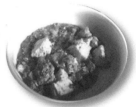

高野豆腐の肉詰め

材料　幼児1人分（g）	
高野豆腐	8.0
ねぎ	5.0
黒きくらげ	0.2
鶏ひき肉	15.0
塩	0.1
片栗粉	1.0
A　しょうゆ	4.0
砂糖	3.0
だし汁（かつお・昆布）	60.0

1人分　エネルギー　204kcal
　　　　たんぱく質　6.3g

作り方

① 高野豆腐はだし汁（分量外）につけて戻し、切れ目を入れておく。
② ねぎ、黒きくらげはみじん切りにする。
③ 深めの鍋にAを入れて煮立たせ、たれを作っておく。
④ ボウルに鶏ひき肉、②、塩、片栗粉を合わせてよく練る。
⑤ ①の高野豆腐の切れ目に④を詰め、③の鍋に並べていく。
⑥ 弱火～中火にして煮る。

幼児1人分の分量は、市販されている高野豆腐のおよそ半分です。できあがりをさらに半分にカットして、食べやすくします。

副菜
ほうれん草とにんじんのごま和え

材料　幼児1人分（g）

ほうれん草	10.0
もやし	30.0
にんじん	10.0
ごま	1.8
A｛しょうゆ	2.0
砂糖	2.0

作り方

① ほうれん草、もやしは茹でて食べやすい大きさに切る。
② にんじんは皮をむき、細切りにして茹でる。
③ Aとごまを合わせて、①②を和える。

❋ ほうれん草、もやしは茹でたら水気をよくしぼります。
　ごまは、すると香りが出て、さらにおいしくなります。

1人分　エネルギー　30kcal
　　　　　たんぱく質　1.4g

ポパイサラダ

材料　幼児1人分（g）

ほうれん草	10.0
キャベツ	25.0
にんじん	5.0
アーモンドスライス（乾燥）	4.4
A｛オリーブ油	4.0
塩	0.1
砂糖	2.0
りんご酢	2.0

作り方

① ほうれん草は茹でて細かく切る。
② キャベツは薄切りにし、さらに2～3cmの長さにして湯通しする。
③ にんじんは皮をむき、短めの細切りにして湯通しする。
④ アーモンドスライスは、170℃のオーブンで少し色づく程度に焼く。
⑤ Aを合わせておく。
⑥ ①～⑤を合わせる。

1人分　エネルギー　81kcal
　　　　　たんぱく質　1.4g

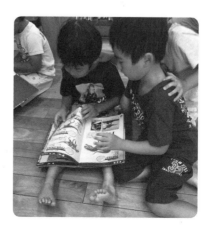

にんじんと春雨のサラダ

材料　幼児1人分（g）	
春雨	5.0
にんじん	22.0
きゅうり	10.0
コーン（缶）	10.0
A　塩	0.1
酢	3.0
砂糖	1.5
しょうゆ	3.0
ごま油	3.0

作り方

① 春雨は茹でて冷水で冷まし、適当な長さに切る。
② にんじんは皮をむき、細切りにして湯通しする。
③ きゅうりはヘタを取り、細切り、または半月切りにする。
④ コーン（缶）は開けて、水気を切っておく。
⑤ Aを合わせてよく混ぜ、①～④と和える。

※副菜

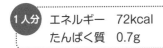
1人分　エネルギー　72kcal
　　　たんぱく質　0.7g

かぼちゃのサラダ

材料　幼児1人分（g）	
かぼちゃ	40.0
きゅうり	15.0
A　大豆マヨネーズ	10.0
リンゴ酢	1.0
塩	0.5
オリーブ油	3.0

作り方

① かぼちゃは種を取って皮をむき、ひと口大に切って茹でる。
② きゅうりは輪切りにし、塩（分量外）をふって水気を切る。
③ ①の粗熱がとれたら、②、Aを加えてよく混ぜる。

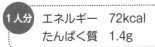
1人分　エネルギー　72kcal
　　　たんぱく質　1.4g

※保育園で人気のサラダです。
かぼちゃは皮つきでも大丈夫ですが、半分くらいむいてあげると食べやすいです。
コーンやクルミを加えてアレンジしてもおいしいです。

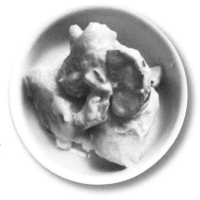

にんじんたらこサラダ

副菜

材料　幼児1人分（g）	
たらこ	6.0
にんじん	20.0
だいこん	10.0
きゅうり	15.0
A　大豆マヨネーズ	10.0
塩	0.6
オリーブ油	3.0

作り方
① たらこは茹でてから刻んでおく。
② にんじん、だいこんは皮をむき、細切りにして軽く茹でる。
③ きゅうりは半月切りにする。
④ ①〜③を混ぜて、Aで和える。

※たらこはできるだけ添加物の少ないものを選びます。

1人分　エネルギー　54kcal
　　　　　たんぱく質　2.3g

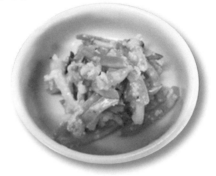

ほうれん草としめじのソテー

材料　幼児1人分（g）	
ほうれん草	35.0
しめじ	10.0
ベーコン	5.0
塩	0.2
油	0.2

作り方
① ほうれん草は軽く茹でてしぼり、ざく切りにする。
② しめじは食べやすい大きさに切り分ける。
③ ベーコンは細切りにする。
④ フライパンに油を熱し、②③を炒める。
⑤ ①も加えて混ぜ、塩で味つけする。

1人分　エネルギー　31kcal
　　　　　たんぱく質　1.7g

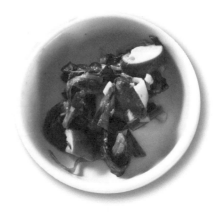

かぶの梅和え

材料　幼児1人分（g）	
かぶ	35.0
きゅうり	15.0
梅干し	6.0
A　はちみつ	2.0
かつお節	0.5
しょうゆ	1.5

1人分　エネルギー　23kcal　たんぱく質　0.9g

作り方
① かぶはよく洗い、短冊切りにする。
② きゅうりは薄切りにし、塩（分量外）でもんで水気を出しておく。
③ 梅干しは種を取り、粗く刻む。
④ ③とAを混ぜる。
⑤ ④で①②を和える。

 梅干しは少し甘味のあるものが合います。

 副菜

もやしの磯辺和え

材料　幼児1人分（g）	
緑豆もやし	55.0
焼きのり	0.5
しょうゆ	2.0
塩	0.3

1人分　エネルギー　10kcal　たんぱく質　1.3g

作り方
① 緑豆もやしは、適当な長さに切って茹でる。
② ①の粗熱がとれたら、刻んだ焼きのりとしょうゆを混ぜる。塩は好みで加える。

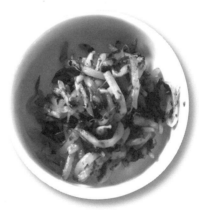

 簡単ですが、保育園で大人気メニューです。熱量が少ないので、肉を使った主菜などと組み合わせましょう。

 焼きのりは噛みにくいので、細かく刻んだものを使用します。

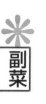

はくさいおかか和え

材料　幼児1人分（g）	
はくさい	40.0
にんじん	10.0
コーン（缶）	4.5
ごま油	2.0
A　かつお節	0.4
しょうゆ	2.0

作り方

① はくさいは細切りにし、軽く湯通しする。
② にんじんは皮をむき、細切りにして茹でる。
③ コーン（缶）は水気を切る。
④ ①～③を合わせ、ごま油を混ぜる。
⑤ Aで④を和える。

1人分　エネルギー　39kcal
　　　　たんぱく質　1.1g

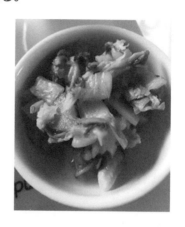

※ はくさいは生のまま使っても、おいしいです。

じゃことだいこんの甘酢和え

材料　幼児1人分（g）	
しらす干し	5.0
だいこん	20.0
にんじん	5.0
きゅうり	25.0
A　りんご酢	3.0
砂糖	2.0
塩	0.1
しょうゆ	1.0

作り方

① しらす干しは180℃のオーブンで5分焼く。
② だいこん、にんじんは皮をむき、細切りにして軽く茹でる。
③ きゅうりは半月切りにし、分量外の塩をふって水気をしぼっておく。
④ Aを合わせて①～③と和える。

※ 冬のだいこんは甘みがあり、おいしくできます。夏のだいこんには辛味の強いものがあります。その場合は、煮物や味噌汁の具などにしましょう。

1人分　エネルギー　24kcal
　　　　たんぱく質　1.6g

野菜の酢味噌和え

材料	幼児1人分（g）
かぶ	20.0
きゅうり	25.0
生わかめ	1.4
A　白味噌	3.0
酢	3.0
砂糖	2.0

1人分　エネルギー　29kcal
　　　　たんぱく質　0.8g

作り方

① かぶはよく洗って、小さめの短冊切りにする。
② きゅうりは輪切り、または半月切りにする。少量の塩（分量外）をふり、水気を出しておく。
③ 生わかめはよく洗い、食べやすい大きさに切る。
④ Aを合わせて①〜③と和える。

 当園では、旬の時期（3〜4月頃）に地元特産のウドを加えます。

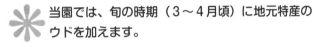副菜

五目ナムル

材料	幼児1人分（g）
もやし	25.0
きゅうり	15.0
にんじん	5.0
油揚げ	8.0
えのきだけ	6.0
ごま油	0.5
A　ごま	0.3
しょうゆ	1.9
砂糖	0.5
りんご酢	0.5

1人分　エネルギー　75kcal
　　　　たんぱく質　2.9g

作り方

① もやしは適当な長さに切る。
② きゅうりは細切りにする。
③ にんじんは皮をむき、細切りにして湯通しする。
④ 油揚げは、湯で洗って油ぬきをしてから細切りにする。
⑤ えのきだけは適当な長さに切る。
⑥ 鍋にごま油を熱し、①③④⑤を炒めて火を通す。
⑦ ⑥にAを加える。
⑧ 味を調えたら、②のきゅうりを加える。

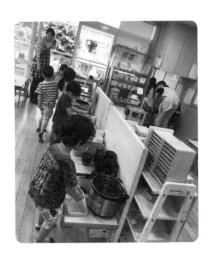

ごぼうとだいこんのサラダ

材料　幼児1人分（g）

ごぼう		10.0
にんじん		5.0
きゅうり		15.0
だいこん		15.0
しらす干し		3.0
A	大豆マヨネーズ	10.0
	しょうゆ	0.5
	砂糖	1.0

作り方

① ごぼうはタワシでよくこすって洗い、細切りにして茹でる。
② にんじんは皮をむいて細切りにし、湯通しする。
③ きゅうりは細切りにする。
④ だいこんは皮をむき、細切りにして茹でる。
⑤ しらす干しは180℃のオーブンで5分焼く。
⑥ Aを合わせて、①〜⑤を和える。

1人分　エネルギー　30kcal
　　　　たんぱく質　1.7g

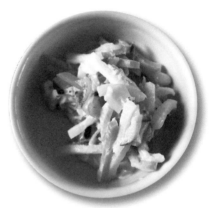

コールスローサラダ

材料　幼児1人分（g）

キャベツ		35.0
にんじん		6.0
コーン（缶）		10.0
A	オリーブ油	3.0
	塩	0.1
	砂糖	2.0
	りんご酢	2.0

作り方

① キャベツは芯を取り除いて、薄切りにし、さらに適当な長さに切り、さっと湯通しする。
② にんじんは皮をむき、細切りにして湯通しする。
③ コーン（缶）は水気を切る。
④ Aを合わせて、①〜③を和える。

1人分　エネルギー　61kcal
　　　　たんぱく質　0.7g

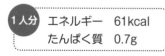
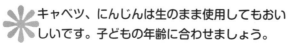
キャベツ、にんじんは生のまま使用してもおいしいです。子どもの年齢に合わせましょう。

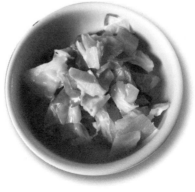

中華春雨サラダ

材料	幼児1人分（g）
春雨	6.0
もやし	27.0
きゅうり	15.0
ハム	5.0
ごま油	1.0
A　酢	2.0
しょうゆ	2.0
砂糖	2.0

作り方
① 春雨ともやしは茹でて粗熱を取り、適当な長さに切る。
② きゅうりは半月切りにする。
③ ハムは短冊切りにする。
④ ①～③を合わせて、ごま油を混ぜる。
⑤ Aを加えて和える。

副菜

1人分　エネルギー　56kcal
　　　たんぱく質　1.7g

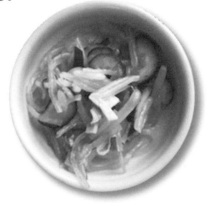

※ ハムはアレルギー対応ハムを使用します。

きんぴらごぼう

材料	幼児1人分（g）
ごぼう	30.0
にんじん	10.0
ごま油	0.4
A　砂糖	2.5
しょうゆ	3.0
ごま	0.5

作り方
① ごぼうはタワシでよくこすって洗い、細切りまたは斜めの半月切りにする。
② にんじんは皮をむき、細切りにする。
③ 鍋にごま油を熱し①②を炒め、Aを加えて混ぜる。
④ ふたをして蒸し煮にする。
⑤ 最後にごまをふる。

1人分　エネルギー　42kcal
　　　たんぱく質　0.9g

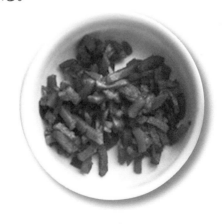

切り干しだいこんのサラダ

材料　幼児1人分（g）	
切り干しだいこん	5.0
きゅうり	15.0
にんじん	8.0
トマト	10.0
コーン（缶）	6.0
大豆マヨネーズ	10.0

1人分　エネルギー　76kcal
　　　　たんぱく質　1.6g

作り方
① 切り干しだいこんは一度洗ってから、きれいな水で戻し、茹でてから食べやすい長さに切る。水気をよくしぼっておく。
② きゅうりは半月切りにする。
③ にんじんは皮をむき、細切りにして茹でる。
④ トマトは2〜3cmの角切りにする。
⑤ コーン缶は水気を切っておく。
⑥ ①〜⑤を大豆マヨネーズで和える。

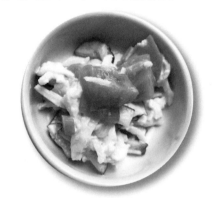

野菜の白和え

材料　幼児1人分（g）		
ほうれん草		20.0
にんじん		10.0
しらたき		15.0
木綿豆腐		30.0
A	しょうゆ	0.5
	ごま	5.0
	米味噌（辛味噌）	4.0
	砂糖	3.5
	塩	少々

1人分　エネルギー　84kcal
　　　　たんぱく質　4.1g

作り方
① ほうれん草は茹でてから細かく切る。
② にんじんは皮をむき、細切りにして茹でる。
③ しらたきは軽く茹でてくさみを取り、適当な長さに切る。
④ 木綿豆腐は湯通しして、水気を切る。
⑤ Aを合わせておく。
⑥ ①〜③と⑤を合わせて混ぜる。
⑦ ④の木綿豆腐をつぶしながら⑥に混ぜる。

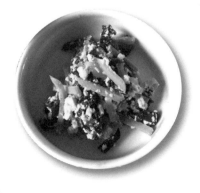

野菜の納豆和え

材料　幼児1人分（g）	
納豆	20.0
にんじん	4.0
ほうれん草	4.0
切り干しだいこん	2.0
しょうゆ	3.0
焼きのり	1.0
かつお節	1.0

作り方

① 納豆はよく混ぜ、しょうゆを少したしてさらに混ぜる。
② にんじんは皮をむき、細切りにして茹でる。
③ ほうれん草は茹でて水気をしぼり、細かく切る。
④ 切り干しだいこんは水で戻してざく切りにし、残りのしょうゆをたして煮る。
⑤ ①〜④と、細かく刻んだ焼きのりとかつお節を混ぜる。

※副菜

1人分　エネルギー　55kcal
　　　たんぱく質　4.9g

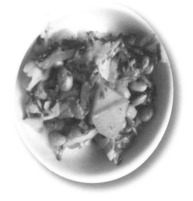

人気メニューです。ごはんにかけてもおいしくて、子どもたちはお代わりをして食べています。

豆ツナサラダ

材料　幼児1人分（g）		
大豆（水煮缶）		9.0
ツナ（水煮缶）		8.0
コーン（缶）		6.0
トマト		10.0
きゅうり		15.0
レタス		5.5
A	大豆マヨネーズ	10.0
	塩	0.2
	オリーブ油	3.0

作り方

① 大豆（水煮缶）、ツナ（水煮缶）、コーン（缶）の水気は切っておく。
② トマトは2〜3cmの角切りにする。
③ きゅうりは輪切りにする。
④ レタスはひと口大に切る。
⑤ ①〜④をAで和える。

水分が出やすいので、食べる直前に和えるとよいでしょう。

1人分　エネルギー　39kcal
　　　たんぱく質　3.5g

高野豆腐のとろとろ煮

材料　幼児1人分（g）	
高野豆腐	4.5
にんじん	5.0
たまねぎ	10.0
干ししいたけ	0.3
みつば	2.0
だし汁（かつお・昆布）	20.0
A　しょうゆ	1.5
砂糖	1.0
片栗粉	10.0

作り方
① 高野豆腐は水で戻し、1cmの角切りにする。
② にんじんは皮をむき、いちょう切りにする。
③ たまねぎは皮をむき薄切りにして、さらに適当な長さに切る。
④ 干ししいたけは、水で戻して細かく切る。
⑤ みつばは、ざく切りにする。
⑥ 鍋にだし汁とAを合わせて、①〜④を煮る。
⑦ 野菜がやわらかくなったら、片栗粉でとろみをつける。
⑧ ⑤を加える。

1人分　エネルギー　70kcal
　　　　たんぱく質　2.7g

じゃがいものフレンチサラダ

材料　幼児1人分（g）	
じゃがいも	40.0
きゅうり	15.0
にんじん	5.0
ツナ（油漬缶）	10.0
A　オリーブ油	3.0
塩	0.1
砂糖	3.0
りんご酢	2.0

作り方
① じゃがいもは皮をむいて短冊切りにし、塩（分量外）をふって混ぜてから茹でる。
② きゅうりは薄切りにする。
③ にんじんは皮をむいて千切りにし、湯通しする。
④ ツナ（油漬缶）は油を切っておく。
⑤ Aを合わせて、①〜④を和える。

1人分　エネルギー　103kcal
　　　　たんぱく質　2.7g

※ にんじんはさっと湯通しすると、しゃきしゃき感も楽しめます。じゃがいもは塩で洗うと、しゃきしゃき感が出ます。

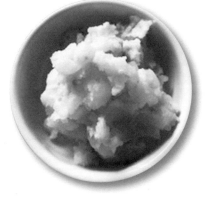

夏野菜ともずくの酢のもの

材料　幼児1人分（g）	
もずく	20.0
きゅうり	20.0
塩	0.3
オクラ	5.0
トマト	6.0
生わかめ	1.1
A　酢	3.0
砂糖	4.0
だし汁（かつお）	5.0

1人分　エネルギー　22kcal
　　　　たんぱく質　0.4g

作り方
① もずくは水洗いし、適当な長さに切る。
② きゅうりは輪切りにし、塩でもんで水気を切る。
③ オクラは輪切りにする。
④ トマトは1cmの角切りにする。
⑤ 生わかめはよく洗い、適当な大きさに切る。
⑥ Aを合わせて、①～⑤を和える。

※ 子どもは酸味を「腐敗している」と感じてしまい、苦手な味のひとつです。食べにくそうなら、酢を減らすとよいでしょう。

副菜

蒸し鶏ときゅうりのごま和え

材料　幼児1人分（g）	
鶏ささみ	12.0
いんげん	5.0
きゅうり	20.0
グリーンアスパラガス	4.0
A　しょうゆ	1.0
砂糖	0.5
ごま	2.0
ねりごま	2.0
片栗粉	適量

1人分　エネルギー　44kcal
　　　　たんぱく質　4.0g

作り方
① いんげんは斜め薄切りにして茹でる。
② きゅうりは半月切りにする。
③ グリーンアスパラガスは、斜め薄切りにして茹でる。
④ 鶏ささみに片栗粉をまぶし、茹でてから細かく切る。
⑤ ①～④をAで和える。

※ 鶏ささみは片栗粉をまぶして弱火で茹でると、やわらかく仕上がります。中心まで火はしっかり通すこと。グリーンアスパラガスは下部の外側がかたいので、ピーラーでむくとよいでしょう。

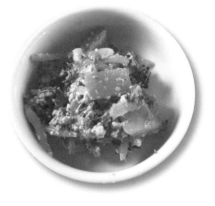

鶏ささみのごまマヨサラダ

副菜

材料	幼児1人分（g）	
鶏ささみ		20.0
片栗粉		適量
レタス		8.0
コーン（缶）		5.0
きゅうり		10.0
A	大豆マヨネーズ	10.0
	すりごま	0.3
	しょうゆ	1.0
	砂糖	0.5
	塩	0.1

1人分　エネルギー　41kcal
　　　　たんぱく質　5.5g

作り方

① 鶏ささみは片栗粉をまぶして、弱火で茹でる。中までしっかり火を通したら、食べやすい大きさに切る。
② レタスは適当な大きさに切る。コーン（缶）は水気を切っておく。
③ きゅうりは輪切りにし、塩（分量外）をふって水気を切る。
④ ①〜③をAで和える。

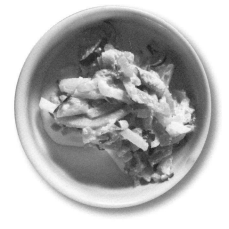

※ レタスの芯は取り除き、かたい部分は食べにくいので薄切りにするとよいでしょう。

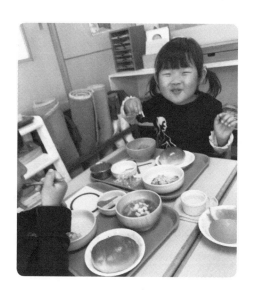

汁物
冬瓜のすまし汁

材料　幼児1人分（g）	
冬瓜	20.0
干ししいたけ	0.2
ねぎ	8.0
鶏ひき肉	6.7
水	150.0
A　しょうゆ	1.2
塩	0.3
片栗粉	2.0

作り方
① 冬瓜は厚めに皮をむき、ひと口大に切る。
② 干ししいたけは水で戻し、薄切りにする。
③ ねぎは薄切りにする。
④ 鍋に水（しいたけの戻し汁を含む）とAを入れて沸かし、鶏ひき肉をほぐしながら加える。
⑤ 肉がほぐれたら、①②を加えて煮る。
⑥ Aで味を調えて③を加え、水溶き片栗粉でとろみをつける。

1人分　エネルギー　31kcal
　　　たんぱく質　2.0g

ごぼうと厚揚げの味噌汁

材料　幼児1人分（g）	
ごぼう	8.0
厚揚げ	15.0
だいこん	10.0
ねぎ	5.0
だし汁（煮干し）	150.0
米味噌（甘味噌）	6.0

作り方
① ごぼうは皮をタワシでこすってよく洗い、斜め薄切りにする。
② 厚揚げは細かいさいの目に切る。
③ だいこんは皮をむき、いちょう切りにする。
④ ねぎは輪切りにする。
⑤ 鍋にだし汁を入れて、火にかける。
⑥ 煮えてきたら、①③④の野菜を入れる。野菜がやわらかくなったら②と味噌を入れて、味を調える。

1人分　エネルギー　43kcal
　　　たんぱく質　2.8g

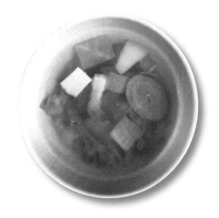

切り干しだいこんの味噌汁

材料　幼児1人分（g）	
切り干しだいこん	2.2
油揚げ	6.0
万能ねぎ	2.0
米味噌（甘味噌）	4.4
だし汁（かつお・昆布）	150.0
いわし（煮干し）	0.5

1人分　エネルギー　44kcal
　　　　たんぱく質　2.6g

作り方

① 切り干しだいこんは洗って水で戻し、適当な長さに切る。
② 油揚げは湯で洗って油ぬきをし、2cmの角切りにする。
③ 万能ねぎは小口切りにする。
④ 鍋にだし汁と煮干し、①②を入れて煮る。
⑤ 切り干し大根が煮えたら、③と味噌を加えて味を調える。

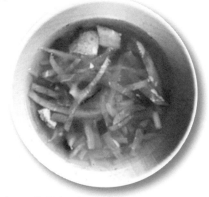

茹でたけのこの味噌汁

材料　幼児1人分（g）	
茹でたけのこ	20.0
絹ごし豆腐	40.0
油	3.0
だし汁（煮干し）	150.0
米味噌（辛味噌）	8.0

1人分　エネルギー　72kcal
　　　　たんぱく質　3.8g

作り方

① 茹でたけのこはできるだけ薄切りにする。
② 絹ごし豆腐はざるなどに入れ、水気を切っておく。
③ 鍋に油を熱し、①をしんなりするまで炒める。
④ ③の鍋に②をつぶしながら入れ、さらによく炒める。
⑤ 豆腐とたけのこがからんだら、だし汁を加え、弱火で少し煮る。
⑥ 味噌を加えて味を調える。

＊わかくさ保育園では、旬の時期には生のたけのこを使います。たけのこは、じっくり炒めるのがポイントです。豆腐と一緒に炒めることにより、あくがぬけて食べやすくなります。

なめこの味噌汁

材料　幼児1人分（g）	
なめこ	15.0
木綿豆腐	10.0
ねぎ	5.0
だし汁（煮干し）	120.0
米味噌（辛味噌）	6.0

1人分　エネルギー　24kcal
　　　　たんぱく質　1.9g

作り方

① 木綿豆腐はさいの目に切る。
② ねぎは小口切りにする。太い場合は縦に半分にしてから小口切りにする。
③ 鍋にだし汁を温め、なめこを加える。
④ ③に①②を入れ、弱火で煮る。豆腐は煮過ぎないこと。
⑤ ④に味噌を加えて味を調える。

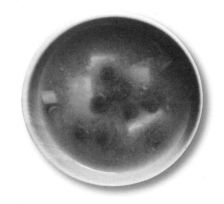

冬野菜の味噌汁

材料　幼児1人分（g）	
さつまいも	15.0
だいこん	15.0
にんじん	5.0
はくさい	20.0
カットわかめ	0.5
油揚げ	3.0
ねぎ	3.0
だし汁（かつお・昆布）	120.0
米味噌（辛味噌）	6.0

1人分　エネルギー　55kcal
　　　　たんぱく質　2.4g

作り方

① さつまいもは所々皮をむき、ひと口大に切る。
② だいこんは皮をむき、小さめのいちょう切りにする。
③ にんじんは皮をむき、いちょう切りにする。
④ はくさいは細切りにする。
⑤ カットわかめは、水で戻しておく。
⑥ ねぎは小口切りにする。油ぬきした油揚げを細切りにする。
⑦ 鍋にだし汁を温め、①～④を加えて煮る。
⑧ 野菜が煮えたら⑤⑥を加え、味噌で味を調える。

けんちん汁

材料　幼児1人分（g）	
さといも	15.0
だいこん	15.0
にんじん	5.0
ごぼう	4.0
ねぎ	5.0
木綿豆腐	3.0
だし汁（かつお）	120.0
A しょうゆ	3.0
塩	0.4

1人分　エネルギー　26kcal
　　　　たんぱく質　1.5g

作り方

① さといもは皮をむき、ひと口大に切る。
② だいこん、にんじんは皮をむき、いちょう切りにする。
③ ごぼうは皮をタワシでこすってよく洗い、斜め薄切りにする。
④ ねぎは小口切りにする。太いものは縦半分に切ってから輪切りにする。
⑤ 木綿豆腐は、さいの目に切っておく。
⑥ 鍋にだし汁、A、①～③を入れて煮る。
⑦ 野菜がやわらかくなったら、ねぎ、豆腐を加える。
⑧ ねぎ、豆腐に火が通ったらできあがり。

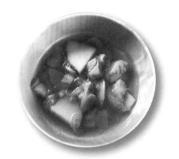

石狩汁

材料　幼児1人分（g）	
鮭	10.0
じゃがいも	15.0
にんじん	10.0
だいこん	10.0
ねぎ	6.0
糸こんにゃく	5.0
干ししいたけ	2.0
だし汁（かつお）	150.0
米味噌（辛味噌）	8.0

1人分　エネルギー　56kcal
　　　　たんぱく質　4.8g

作り方

① じゃがいも、にんじん、だいこんは皮をむき、ひと口大、またはいちょう切りにする。
② ねぎは薄切りにする。
③ 糸こんにゃくは適当な長さに切る。
④ 干ししいたけは水で戻して、薄切りにする。
⑤ 鍋にだし汁を作り、①～④を煮る。
⑥ 野菜がやわらかくなったら鮭を加える。
⑦ 鮭に火が通ったら味噌を加え、味を調える。

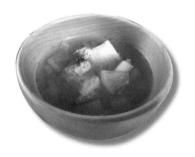

豚汁

材料　幼児1人分（g）	
豚肩ロース肉（薄切り）	7.0
だいこん	12.0
にんじん	5.0
ごぼう	8.0
つきこんにゃく	10.0
ねぎ	3.0
厚揚げ	10.0
ごま油	1.0
だし汁（かつお）	150.0
おろししょうが	0.1
米味噌（辛味噌）	8.0

作り方

① だいこん、にんじんは皮をむき、いちょう切りにする。
② ごぼうは皮をタワシでこすってよく洗い、輪切りにする。
③ つきこんにゃくは洗って適当な長さに切る。
④ ねぎは小口切りにする。
⑤ 厚揚げは、さいの目に切る。
⑥ 薄切りの豚肩ロース肉を、さらにひと口大に切る。
⑦ 鍋にごま油を熱し、⑥の豚肉を炒める。
⑧ 肉がほぐれたら、だし汁、おろししょうが、①〜④を加えて煮る。
⑨ 野菜が煮えたら⑤を加え、味噌で味を調える。

＊汁物

1人分　エネルギー　73kcal
　　　たんぱく質　4.3g

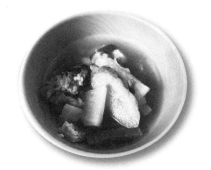

はくさいとベーコンのスープ

材料　幼児1人分（g）	
ベーコン	4.4
はくさい	30.0
にんじん	5.0
水	150.0
塩	0.3
コンソメ	0.7

作り方

① ベーコンは細切りにしてフライパンで炒め、油を切っておく。
② はくさいは細切りにする。
③ にんじんは皮をむき、細切りにする。
④ 鍋に湯を沸かして①〜③を入れ、塩、コンソメで味を調える。

1人分　エネルギー　26kcal
　　　たんぱく質　0.9g

コーンチャウダー

材料	幼児1人分（g）
ベーコン	5.0
たまねぎ	20.0
かぼちゃ	30.0
しめじ	20.0
コンソメ	0.6
クリームコーン（缶）	5.0
塩	0.2
水	130.0

1人分 エネルギー 50kcal　たんぱく質 0.8g

作り方
① ベーコンはひと口大に切る。
② たまねぎは皮をむき、粗みじん切りにする。
③ かぼちゃはひと口大に切る。
④ しめじは石づきを取り、ほぐしておく。長いものは切る。
⑤ 鍋に湯を沸かし、コンソメ、①～④を入れて煮る。
⑥ コーンクリーム（缶）を⑤の鍋に加え、塩で味を調える。

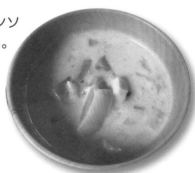

冬のポトフ

材料	幼児1人分（g）
豚ロース肉（細切り）	10.0
じゃがいも	15.0
にんじん	8.0
たまねぎ	15.0
はくさい	20.0
塩	0.3
コンソメ	1.0

1人分 エネルギー 52kcal　たんぱく質 2.6g

作り方
① じゃがいも、にんじんは皮をむき、ひと口大に切る。
② たまねぎは皮をむき、薄切りにして、さらに2～3cmの長さに切る。
③ はくさいは細切りにし、さらに2～3cmの長さに切る。
④ 鍋に①～③の材料と肉を入れ、ひたひたより少し多めになるくらいの水と、塩、コンソメを入れて煮る。

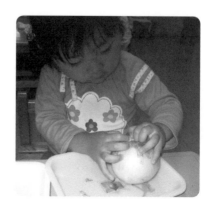

中華コーンスープ

材料　幼児1人分（g）

木綿豆腐	5.0
中華スープ	150.0
クリームコーン（缶）	5.0
コーン（缶）	5.0
塩	0.5
片栗粉	0.3

1人分　エネルギー　17kcal
　　　　たんぱく質　1.7g

作り方

① 木綿豆腐はさいの目に切り、水気を切る。
② 鍋に中華スープ、クリームコーン（缶）を入れて温める。
③ ②にコーン（缶）を汁ごと加え、①の豆腐を加える。
④ 塩で味を調え、水溶き片栗粉でとろみをつける。

※ 中華スープは、水と中華だしなどを使います。
　市販の中華だしは、原材料に注意します。

※汁物

中華春雨スープ

材料　幼児1人分（g）

ねぎ	6.0
春雨	4.4
生わかめ	1.3
中華スープ	120.0
塩	0.6
ごま油	0.5

1人分　エネルギー　26kcal
　　　　たんぱく質　1.1g

作り方

① ねぎは小口切りにする。
② 春雨は茹でて粗熱を取り、適当な長さに切る。
③ 生わかめは洗って、ひと口大に切る。
④ 鍋に中華スープ、塩、ごま油を入れて火にかける。
⑤ 煮立ったら①、②を加え、③も入れて味を調える。

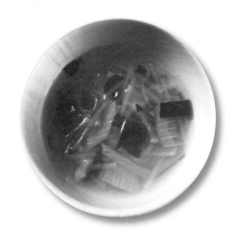

おやつ
鮭わかめおにぎり

材料　幼児1人分（g）	
米	30.0
｛鮭	10.0
｛塩	0.1
ごま	2.0
炊き込みわかめの素	0.4

1人分　エネルギー　139kcal
　　　　たんぱく質　4.5g

作り方
① 普通の水加減で米を炊く。
② 鮭は塩をふり、180℃のオーブンで10分焼く。
③ ②の皮と骨をはずしてほぐす。
④ ①のごはんに③とごま、炊き込みわかめの素を混ぜて、おにぎりをにぎる。

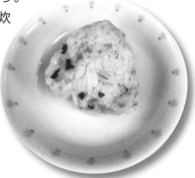

味噌おにぎり

材料　幼児1人分（g）	
米	35.0
米味噌（辛味噌）	5.0

1人分　エネルギー　130kcal
　　　　たんぱく質　2.8g

作り方
① 米は炊飯器で普通に炊く。
② 炊きあがったら、おにぎりをにぎる。
③ おにぎりの上に味噌をぬり、190℃のオーブンで3分焼く。

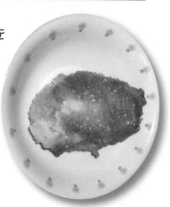

きな粉おはぎ

材料　幼児1人分（g）	
うるち米	25.0
もち米	10.0
｛きな粉	4.0
｛砂糖	4.0
｛塩	0.1

1人分　エネルギー　159kcal
　　　　たんぱく質　3.6g

作り方
① うるち米、もち米は洗って水気を切る。
② 炊飯器に①の米を入れ、普通の水加減よりやや少なめにして炊く（好みの水加減にする）。
③ きな粉、砂糖、塩は合わせておく。
④ 炊きあがったごはんを俵形ににぎり、③をまぶす。

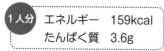

鮭寿司のおにぎり

材料　幼児1人分（g）	
米	30.0
A　酢	3.0
砂糖	2.0
塩	0.4
鮭（生）	12.0
ごま	4.0
焼きのり	0.3

作り方

① 米は普通の水加減にして炊飯器で炊く。
② Aを合わせて寿司酢を作っておき、炊きあがったごはんに素早く混ぜる。
③ 焼いてほぐした鮭、ごまを混ぜ、②に混ぜ込む。
④ ③をおにぎりにし、上から刻んだ焼きのりをかける。

1人分　エネルギー　164kcal
　　　　たんぱく質　5.4g

おやつ

チキンボール

材料　幼児1人分（g）	
米	30.0
鶏もも肉	10.0
にんじん	5.0
たまねぎ	10.0
油	2.0
塩	0.3
A　ケチャップ	6.0
コンソメ	0.2
パセリ（乾燥）	0.1

作り方

① 米は炊飯器で普通に炊く。
② 鶏もも肉は細かく切る。
③ にんじん、たまねぎは皮をむき、みじん切りにする。
④ 鍋に油をひいて、②③を炒める。火が通ったらAで味つけをする。
⑤ 炊きあがったごはんに④とパセリを混ぜて、塩で味を調える。
⑥ ラップで包んでおにぎりにする。

1人分　エネルギー　152kcal
　　　　たんぱく質　4.0g

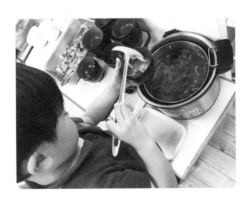

カレーミート

材料　幼児1人分（g）	
豚ひき肉	20.0
たまねぎ	25.0
にんじん	8.0
油	0.5
おろしにんにく	0.1
蒸し大豆	9.1
カレー粉	5.0
ブイヨン	1.0
水	30.0
塩	0.7
片栗粉	5.0

作り方

① たまねぎ、にんじんは皮をむいてみじん切りにする。
② フライパンで油を熱し、おろしにんにく、豚ひき肉を炒める。
③ ②に①を加えてよく炒める。
④ 野菜に火が通ったら蒸し大豆を加え、カレー粉、ブイヨンで味つけをする。
⑤ 水、塩を加えて味を調えたら、水溶き片栗粉でとろみをつける。

※ 米粉のパンを薄切りにして添えてもよいでしょう。

1人分　エネルギー　123kcal
　　　　たんぱく質　6.1g

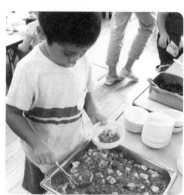

米粉めんナポリタン

材料　幼児1人分（g）		
米粉めん（乾めん）		13.0
ウインナー		8.0
たまねぎ		5.0
にんじん		4.0
黄ピーマン		4.0
A	ケチャップ	8.0
	ウスターソース	2.0
	塩	0.1
オリーブ油		3.0

作り方

① 米粉めんは好みのかたさに茹で、5cmくらいに切る。
② ウインナーは薄切りにする。
③ たまねぎは皮をむき、薄切りにする。
④ にんじんは皮をむき、千切りにする。
⑤ 黄ピーマンは種を取り、細かく切る。
⑥ フライパンにオリーブ油を熱し②を炒め、さらに③④⑤を加えて炒める。
⑦ Aで味つけをし、最後に①を加えて味を調える。

※ ウインナーは、つなぎに「卵・乳製品」を使用していないものを選んでいます。

1人分　エネルギー　104kcal
　　　　たんぱく質　1.8g

きな粉トースト

材料　幼児1人分（g）	
米粉パン	30.0
はちみつ	10.0
きな粉	1.3
砂糖	1.3

作り方

① はちみつ、きな粉、砂糖を混ぜておく。
② スライスした米粉パンに①をぬる。
③ 温めたオーブントースターで②を3～4分焼く。

 1人分　エネルギー　117kcal
　　　　たんぱく質　1.5g

じゃこトースト

材料　幼児1人分（g）	
米粉パン	30.0
オリーブ油	3.0
しらす干し	4.5
大豆マヨネーズ	10.0
青のり	0.2

作り方

① スライスした米粉パンにオリーブ油をぬる
② その上に大豆マヨネーズ、しらす干しをのせ、青のりをふる。
③ 温めたオーブントースターで3～4分焼く。

 しらす干しやちりめんじゃこには時々、小さなえびやたこなどが入っていることがありますので、注意が必要です。

1人分　エネルギー　149kcal
　　　たんぱく質　2.7g

ツナマヨトースト

材料　幼児1人分（g）	
米粉パン	45.0
ツナ（油漬缶）	6.0
大豆マヨネーズ	6.0
パセリ（乾燥）	0.2

作り方

① ツナ（油漬缶）は開けて油を切る。
② ①のツナと大豆マヨネーズ、パセリを混ぜる。
③ スライスした米粉パンに②をのせ、オーブントースターで3～4分焼く。

 1人分　エネルギー　142kcal
　　　　たんぱく質　3.2g

おやつ

りんごケーキ

材料　幼児1人分（g）	
お米のホットケーキミックス	20.0
りんご	8.0
さつまいも	8.0
砂糖	3.0
はちみつ	5.0
オリーブ油	6.0
水	5.0

1人分　エネルギー　166kcal
　　　　　たんぱく質　1.0g

作り方
① りんごとさつまいもは皮をむき、小さいさいの目に切る。
② ボウルに砂糖、お米のホットケーキミックスを混ぜる。
③ ②にはちみつ、オリーブ油を混ぜていく。
④ ③に水を加えて混ぜたら、①を入れて軽く混ぜる。
⑤ アルミカップに④を入れ、180℃に温めたオーブンで15分焼く
⑥ 竹串をさして、何もついてこなければできあがり。

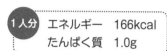

※ アルミカップは、直径約6cmのものを使っています。

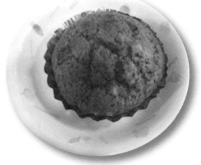

にんじん米粉ケーキ

材料　幼児1人分（g）	
にんじん	8.0
お米のホットケーキミックス	20.0
オリーブ油	5.0
砂糖	5.0
水	2.3

1人分　エネルギー　138kcal
　　　　　たんぱく質　0.9g

作り方
① にんじんは皮をむき、すりおろすか、フードプロセッサーにかけておく。
② ボウルにオリーブ油、砂糖、水を入れて混ぜる。
③ ②に①のにんじんを混ぜ、さらにふるったお米のホットケーキミックスを混ぜる。
④ ③の生地をアルミカップに入れ、180℃で温めたオーブンで10〜12分焼く。
⑤ 竹串をさして、何もついてこなければできあがり。

ポパイケーキ

材料　幼児1人分（g）

ほうれん草	10.0
お米のホットケーキミックス	20.0
砂糖	5.0
オリーブ油	3.0
水	12.0

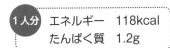

1人分　エネルギー　118kcal
　　　　たんぱく質　1.2g

作り方

① ほうれん草は洗って茹で、細かく刻む。またはフードプロセッサーにかけておく。
② 砂糖、オリーブ油をボウルで混ぜ、水を少しずつ加えながら混ぜ合わせる。
③ ②に①を入れて混ぜる。
④ ③にお米のホットケーキミックスをふるいながら加え、さらに混ぜる。
⑤ アルミカップに④を入れ、180℃に温めたオーブンで12～15分焼く。
⑥ 竹串をさして、何もついてこなければできあがり。

おやつ

かぼちゃケーキ

材料　幼児1人分（g）

かぼちゃ	15.0
お米のホットケーキミックス	20.0
砂糖	3.0
はちみつ	3.0
オリーブ油	5.0
水	5.0

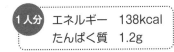

1人分　エネルギー　138kcal
　　　　たんぱく質　1.2g

作り方

① かぼちゃは種を取って、皮はピーラーなどでむき、1cmの角切りにする。
② ボウルに砂糖、お米のホットケーキミックスを混ぜる。
③ ②に、はちみつ、オリーブ油を混ぜる。
④ ③に水を加えて混ぜたら①を加え、全体を混ぜる。
⑤ アルミカップに④を入れ、180℃に温めたオーブンで15分焼く。
⑥ 竹串をさして、何もついてこなければできあがり。

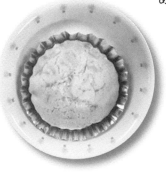

じゃこチーズケーキ

材料　幼児1人分（g）	
しらす干し	3.0
お米のホットケーキミックス	20.0
砂糖	3.0
はちみつ	3.0
オリーブ油	3.0
水	5.0

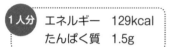
1人分　エネルギー　129kcal
　　　　たんぱく質　1.5g

作り方

① しらす干しは200℃のオーブンで、カリッとする程度に軽く焼く。
② ボウルに砂糖、お米のホットケーキミックスを混ぜる。
③ ②にはちみつ、オリーブ油を混ぜる。
④ ③に水を加え混ぜたら、①を加えて全体を混ぜる。
⑤ アルミカップに④を入れ、180℃に温めたオーブンで15分焼く。
⑥ 竹串をさして、何もついてこなければできあがり。

黒糖小豆ケーキ

材料　幼児1人分（g）	
お米のホットケーキミックス	20.0
小豆の甘納豆	5.0
茹で小豆（缶）	8.0
オリーブ油	6.0
黒砂糖	3.0
水	3.0

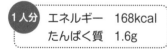
1人分　エネルギー　168kcal
　　　　たんぱく質　1.6g

作り方

① ボウルに黒砂糖とお米のホットケーキミックスを混ぜる。
② ①にオリーブ油を混ぜ、さらに水を加えて混ぜる。
③ ②に小豆の甘納豆、茹で小豆（缶）を加えて混ぜる。
④ アルミのカップに③の生地を入れ、175℃に温めておいたオーブンで15分焼く。
⑤ 途中で焦げるようなら温度を調整する。竹串をさして、何もついてこなければできあがり。

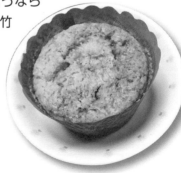

のり塩じゃが

材料	幼児1人分（g）
じゃがいも	50.0
青のり	0.1
塩	0.3

1人分　エネルギー　38kcal
　　　　たんぱく質　0.8g

作り方
① じゃがいもは皮をむき、ひと口大に切って茹でる。
② 茹であがったら、青のり、塩をふる。

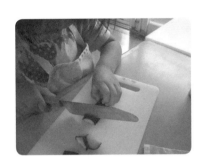

いもんぶらん

材料	幼児1人分（g）
さつまいも	45.0
砂糖	4.0
メイプルシロップ	5
雑穀粉ビスケット	10
粉砂糖	適宜

1人分　エネルギー　119kcal
　　　　たんぱく質　1.1g

作り方
① さつまいもは皮をむいて、やわらかく茹でる。
② ①が熱いうちに砂糖、メイプルシロップを加えて混ぜる。
③ ②をデッシャーですくい、雑穀粉ビスケットにのせる。
④ 上から粉砂糖をふる。

＊ アルプスの山に似せてつくったケーキ、モンブランは、くりを使っていますが、こちらは、さつまいもを使っているので「いもんぶらん」。上からふった粉砂糖は、アルプスの雪を表しています。

じゃがいものカップ焼き

材料	幼児1人分（g）
じゃがいも	60.0
コーン（缶）	10.0
塩	0.3
大豆マヨネーズ	10.0
オリーブ油	2.0
パセリ（乾燥）	0.2

1人分　エネルギー　81kcal
　　　　たんぱく質　1.7g

作り方
① じゃがいもは皮をむき、1cmの角切りにして茹でる。
② コーン（缶）は水気を切っておく
③ ①のじゃがいもに②のコーン、塩、大豆マヨネーズ、オリーブ油を混ぜる。
④ ③をアルミカップに入れ、190℃に温めたオーブンで5分焼く。
⑤ パセリをふる。

おやつ

インドサモサ

材料　幼児1人分（g）	
ライスペーパー	21.0
じゃがいも	16.0
豚ひき肉	10.0
たまねぎ	5.0
塩	少々
カレー粉	0.1
油	適量

1人分　エネルギー　80kcal
　　　　たんぱく質　21.8g

おやつ

作り方

① じゃがいもは皮をむいてさいの目に切り、やわらかく茹でる。
② たまねぎは皮をむき、みじん切りにする。
③ フライパンに油を熱し、豚ひき肉と②を炒め、①を加えて混ぜ合わせる。
④ ③に塩、カレー粉を加えて味を調える。
⑤ ライスペーパーは水でぬらして④を包み、はじを押さえてしっかりとめる。
⑥ 180℃の油で、外がカリッとする程度に揚げる。

人気メニューです。年長児の子どもたちが、皮に具を包む作業を手伝います。白衣を身につけ、コックさんのように具を包んでいく姿は、ほほえましいものです。

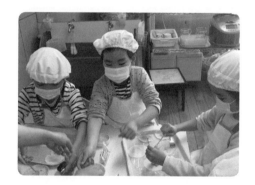

大学いも

材料　幼児1人分（g）	
さつまいも	60.0
油	適量
水	1.0
砂糖	5.0
しょうゆ	0.5
ごま	1.0

1人分　エネルギー　146kcal
　　　　たんぱく質　0.8g

作り方

① さつまいもは皮をむき、ひと口大に切る。
② 水、砂糖、しょうゆを合わせて、温めてたれを作る。
③ 油を熱し、①のさつまいもに串をさしてすっと通るまで揚げる。
④ ③に②のたれをからめ、ごまをふる。

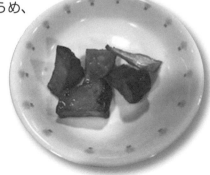

ジャーマンポテト

材料　幼児1人分（g）	
じゃがいも	50.0
ベーコン	3.0
たまねぎ	10.0
塩	0.3
油	2.0
パセリ（乾燥）	0.1

作り方

① じゃがいもはよく洗って、ひと口大に切って茹でる。
② たまねぎは皮をむき、みじん切りにする。
③ ベーコンは1cmの角切りにし、フライパンに油をひいて炒める。
④ ③に②を加え、さらに炒める。
⑤ ①のじゃがいもを加えて塩で味を調え、パセリをふる。

1人分　エネルギー　72kcal
　　　たんぱく質　1.3g

かぼちゃの天ぷら

材料　幼児1人分（g）	
かぼちゃ	50.0
米粉の天ぷら粉	10.0
水	6.0
油	適量

作り方

① かぼちゃは種を取り、8mmくらいの薄切りにし、さらに食べやすい大きさに切る。
② 米粉の天ぷら粉（分量外）を、①のかぼちゃに軽くまぶしておく。
③ 米粉の天ぷら粉を水で溶いて、②をからめる。
④ 170℃の油で揚げる。

1人分　エネルギー　111kcal
　　　たんぱく質　1.9g

新じゃがフライ

材料　幼児1人分（g）	
じゃがいも	50.0
アーモンドスライス	5.0
米粉天ぷら粉	5.0
水	3.0
油	適量
ウスターソース	2.0

作り方

① アーモンドスライスはさらに細かくくだいておく。
② じゃがいもはよく洗い、皮はむかずにひと口大に切る。
③ 米粉天ぷら粉を水で溶いて、②のじゃがいもをからめる。
④ ③に①のアーモンドをまぶしつける。
⑤ 180℃の油で揚げ、竹串をさして、すっと通ったらできあがり。ウスターソースをかける。

1人分　エネルギー　151kcal
　　　たんぱく質　1.8g

行事食 1月 おせちランチ

古代米ごはん

材料　幼児1人分（g）	
米	30.0
赤米	6.0
黒ごま	1.3

作り方
① 米と赤米は水でといで、普通の水加減で炊く。
② 茶わんに盛りつけ、黒ごまをふる。

1人分　エネルギー　137kcal
　　　　たんぱく質　2.8g

※ 赤米や黒米は古代米といわれます。赤米は炊くと、赤飯のようにきれいな赤い色になります。

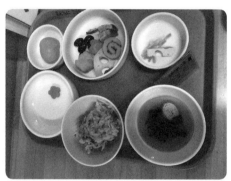
おせちトレー（アレルギー対応）

こまつなのおすまし

材料　幼児1人分（g）	
こまつな	8.0
生湯葉	10.0
だし汁（かつお・昆布）	150.0
しょうゆ	2.0
塩	0.2

作り方
① こまつなは小さめのざく切りにし、軽く茹でてしぼっておく。
② 生湯葉は小さく切る。
③ だし汁としょうゆ、塩を鍋に入れ温める。
④ 味を調え、①と②を加える。

1人分　エネルギー　29kcal
　　　　たんぱく質　2.9g

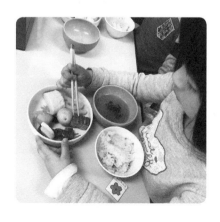

1月 おせちランチ

含め煮

材料　幼児1人分（g）	
にんじん	15.0
れんこん	15.0
いんげん	5.0
さといも	30.0
だし汁（かつお）	50.0
A　しょうゆ	3.0
砂糖	1.5

1人分　エネルギー　45kcal　たんぱく質　1.4g

作り方

① にんじん、れんこんは皮をむき、薄めのいちょう切りにする。
② いんげんは2cmくらいの長さに切る。
③ さといもは皮をむき、小さく切る。
④ 鍋にだし汁、Aと①②③を入れて煮る。
⑤ 野菜に火が通ったら味を調え、そのまま冷まして味をしみ込ませる。

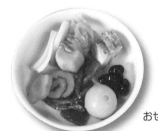

おせち1人分

紅白なます

材料　幼児1人分（g）	
だいこん	10.0
にんじん	3.0
A　酢	3.0
砂糖	1.5
塩	0.1
だし汁（昆布）	2.0

1人分　エネルギー　10kcal　たんぱく質　0.1g

作り方

① だいこん、にんじんは皮をむき、短冊切りにする。
② ①を少しシャキッとするくらいに茹でる。
③ Aとだし汁をすべて合わせておく。
④ ②③を合わせて味をしみ込ませる。

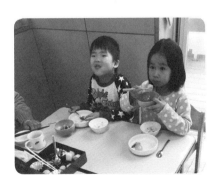

行事食

| 1月 おせちランチ |

田作り

材料　幼児1人分（g）	
いわし（田作り）	3.0
A　砂糖	1.0
しょうゆ	1.0
ごま	0.3

1人分　エネルギー　16kcal　たんぱく質　2.1g

作り方

① いわしはフライパンでカリッとするまでから煎りし、クッキングペーパーの上で広げて冷ます。
② きれいにしたフライパンにAをすべて入れて温め、砂糖が溶けたら①をからめる。
③ 仕上げにごまをふる。

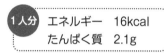 田作り用のいわしは、小さめのものを選ぶと食べやすいです。カリッとするくらい、から煎りするとおいしいです。

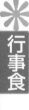 行事食

煮豚

材料　幼児1人分（g）	
豚ロース肉（かたまり）	60.0
しょうが	0.7
A　砂糖	1.0
しょうゆ	2.0
片栗粉	適量

1人分　エネルギー　163kcal　たんぱく質　11.7g

作り方

① 豚ロース肉のかたまりをひもがけする。
② 鍋にしょうが、Aと適量の水を入れ温めておく。
③ ②に①の豚肉を入れ、ふたをして煮る。
④ 中に火が通るまで中火で煮る。
⑤ 食べやすい大きさに薄く切る。
⑥ 肉を取り出し、残った煮汁に水溶き片栗粉でとろみをつけて肉にかける。

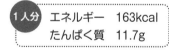 肉だけだと薄くスライスしても食べにくいので、とろみをつけたたれをかけます。

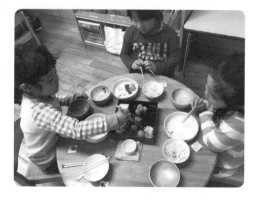

2月 節分

節分汁（いわしのつみれ汁）

材料　幼児1人分（g）	
いわしすりみ	15.0
こまつな	4.0
ねぎ	5.0
大豆（水煮缶）	18.0
おろししょうが	0.2
米味噌（甘味噌）	6.0
水	120.0

1人分　エネルギー　66kcal
　　　　たんぱく質　6.0g

作り方

① こまつなは細かく切り、茹でて水気を切っておく。
② ねぎは小口切りにする。
③ 大豆（水煮缶）は開けて水気を切っておく。
④ 鍋に水を入れて火にかける。沸いたら、いわしのすりみをスプーンなどで丸めて入れていく。
⑤ ④のいわしに火が通ったら、③の大豆、おろししょうが、②を加える。
⑥ ねぎに火が通ったら火を止め、味噌を加えて味を調える。
⑦ ①のこまつなを加える。

行事食

* おやつの時間にいただきます。
　福豆（炒り大豆）は歳の数だけ食べます。食べる時はよく噛むように伝え、誤嚥しないように、大人が注意して見守ります。

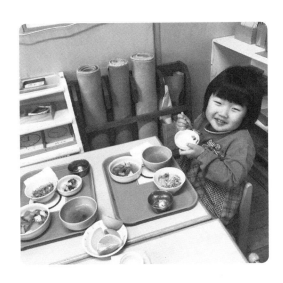

3月 ひな祭り

ひな祭りちらし

材料　幼児1人分（g）	
米	50.0
【寿司酢】	
酢	4.0
砂糖	3.0
塩	0.4
にんじん	3.0
れんこん	6.0
にんじん（花形用）	5.0
干ししいたけ	0.8
A しょうゆ	2.0
砂糖	2.0
菜花	6.0
焼きのり	1.0

1人分　エネルギー　216kcal
　　　　たんぱく質　4.3g

行事食

作り方

① 米は普通の水加減で炊く。
② 寿司酢の材料は合わせておき、炊いたごはんに熱いうちに混ぜる。
③ にんじん、れんこんは皮をむき細く切る。花形用にんじんは薄く切り、花形にぬく。
④ 干ししいたけは水で戻して細かく切る。
⑤ ③④は、Aと鍋にひたひたするくらいの水で煮る。煮えたら、花形のにんじんは別にしておく。
⑥ 菜花は短めに切って茹で、よくしぼっておく。
⑦ 焼きのりは細かく切る。
⑧ ⑤を②に混ぜる。
⑨ 重箱に⑧の酢めし、⑦ののり、⑥の菜花の順に乗せていく。
⑩ 上に花形のにんじんを飾る。

重箱には幼児4人分相当で盛りつけています。保育室では自分の分を重箱からよそいます。
2歳児の子どもたちは、茹でたにんじんを花形にぬきます。

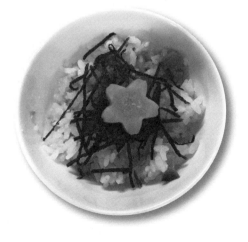

潮汁

3月 ひな祭り

材料　幼児1人分（g）	
ホタテ貝柱	15.0
万能ねぎ	4.0
塩	0.8
だし汁（昆布）	150.0
鯛の頭	1個

1人分　エネルギー　22kcal
　　　　たんぱく質　2.8g

作り方

① ホタテ貝柱は洗っておく。
② 万能ねぎは洗って小口切りにする。
③ 鯛の頭をよく洗って別鍋で煮る。火が通ったら魚は取り出す。
④ だし汁と③のゆで汁を合わせて鍋で温め、塩で味を調える。
⑤ ①のホタテを④に入れ、火が通ったら②を入れる。

❋ 潮汁は、魚介類のだしを塩で味つけした汁物です。

行事食

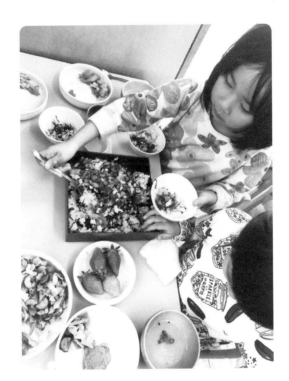

7月 七夕

天の川スープ

材料　幼児1人分（g）	
あわめん（乾めん）	5.0
オクラ	5.0
だし汁（かつお）	100.0
しょうゆ	1.5
塩	0.3

1人分　エネルギー　24kcal
　　　　たんぱく質　1.2g

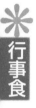
行事食

作り方

① あわめんは茹でて5cmくらいに切る。
② 鍋にだし汁を温め、しょうゆ、塩で味を調える。
③ 輪切りにしたオクラを加え、お椀に盛りつけて、①のあわめんを入れる。

＊ オクラは輪切りにすると、かわいらしい星形になりますので、川に見立てたあわめんの上に飾り、「天の川」を演出しましょう。

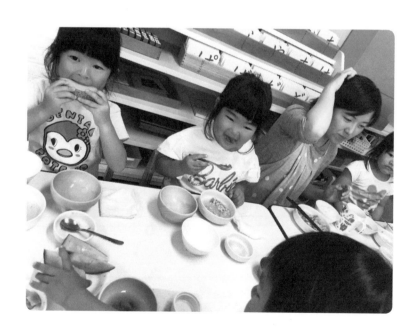

8月 終戦記念日

すいとん

材料　幼児1人分（g）

白玉粉	18.0
水	適量
干ししいたけ	1.0
ねぎ	10.0
だし汁（かつお・昆布）	100.0
塩	0.3
しょうゆ	5.0

1人分　エネルギー　77kcal
　　　　たんぱく質　2.2g

作り方

① 白玉粉は水を適量加えて練り、小さめの団子形にして、さらにつぶしておく。
② 干ししいたけは水で戻して小さく切る。
③ ねぎは小口切りにする。
④ 鍋にだし汁を入れて火にかける。
⑤ ①の白玉団子、②の干ししいたけを入れて煮る。
⑥ 塩、しょうゆで味を調え、③を加える。

※ 終戦記念日にちなんで昔の食事を思わせる献立にして、子どもたちがイメージしにくい戦争を、食事から体験してもらいます。
この日の献立は全体に熱量不足ですので、おやつはおにぎりにして補います。

※行事食

豆と野菜のごった煮

材料　幼児1人分（g）

大豆（水煮缶）	20.0
だいこん	20.0
じゃがいも	20.0
にんじん	15.0
干ししいたけ	1.0
いんげん	5.0
油	1.0
だし汁（かつお・昆布）	15.0
A　砂糖	1.0
しょうゆ	2.0

1人分　エネルギー　70kcal
　　　　たんぱく質　3.6g

作り方

① 大豆（水煮缶）は開けて水気を切っておく。
② だいこん、じゃがいも、にんじんは皮をむき、小さめに切る。
③ 干ししいたけは水で戻して小さく切る。
④ いんげんは2〜3cmの長さに切る。
⑤ 鍋に油を熱し、①〜④の材料を炒める。
⑥ ⑤の鍋にだし汁を入れて煮る。
⑦ 火が通ったらAで味つけをする。

キャベツと味噌

材料　幼児1人分（g）

キャベツ	40.0
米味噌（甘味噌）	1.0

1人分　エネルギー　11kcal
　　　　たんぱく質　0.6g

作り方

① キャベツはよく洗い、適当な大きさに切る。
② 味噌を添える。

9月 お月見

お月見団子

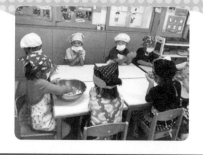

行事食

材料　幼児1人分（g）	
白玉粉	20.0
水	17.0
【みたらしのたれ】	
A　水	2.0
砂糖	4.0
しょうゆ	2.0
片栗粉	1.0
B　きな粉	2.0
砂糖	2.0
塩	0.1

1人分　エネルギー　110kcal
　　　　たんぱく質　2.1g

作り方

① 白玉粉は水を加えながら練る。
② ひとまとめになったら、小さくちぎり、団子の形にしていく。
③ 鍋に分量外の湯を沸かし、②を茹でる。
④ 鍋に浮いてきたら冷水に取り、冷ます。
⑤ 水気を切って、好みでAのたれか、Bのきな粉をからめる。

【みたらしのたれ　作り方（A）】
① 鍋に水、砂糖、しょうゆ、片栗粉を入れ、ゆっくりかき混ぜながら温める。
② 適度にとろみがついたらできあがり。

＊子どもたちと一緒に保育室で作っています。
　子どもが食べやすい大きさにしています。
　小さめにして、さらに少しつぶすと火の通りも早いです。

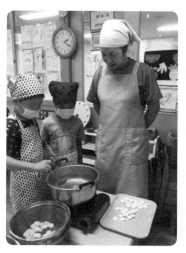
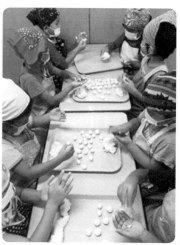

【参考】
本書内のレシピを使った献立例

　白米は、和食・洋食問わず、どの主菜・副菜とも合います。
　混ぜごはんでも、味つけのしっかりしているケチャップチキンライスや、鶏そぼろごはん等に組み合わせる時は、おかずは、かじきのねぎ味噌焼き、豚とがんもの煮物といったシンプルなものを選ぶとよいでしょう。
　めん類にはたんぱく質の食材を使うので、主菜はなくても栄養価的には問題ありません。

主食	主菜	副菜	汁物
白米	韓国風スタミナ炒め（p43）	五目ナムル（p57）	中華春雨スープ（p71）
枝豆とじゃこのごはん（p32）	豆腐バーグ　ねぎソース（p49）	ほうれん草とにんじんのごま和え（p52）	切り干しだいこんの味噌汁（p66）
鶏なんばんめん（p36）	魚のソテー　バーベキューソース（p39）	ポパイサラダ（p52）	ー
ケチャップチキンライス（p34）	かじきのねぎ味噌焼き（p40）	じゃがいものフレンチサラダ（p62）	はくさいとベーコンのスープ（p69）

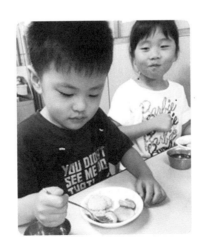

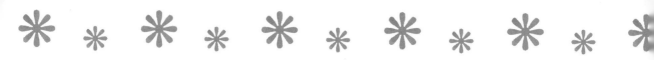

わかくさ保育園
アレルギー対応献立表
除去食品（鶏卵・乳製品・えび・かに・小麦）

鶏卵・乳製品・えび・かに・小麦、これらを含むメニューは太字表示です。
個々のお子さまの除去食品に合わせて代替対応しています。

	エネルギー	たんぱく質
今月の3〜5歳児平均値	590kcal	21g
基準値	570kcal	21g

2018年 8月の例

月	火	水	木	金	土
		1	2	3	4
		【昼食】 ごはん たまねぎの味噌汁 酢鶏 きゅうりの 　おかか和え 果物	【昼食】 雑穀ごはん 地のりとねぎの 　味噌汁 **八宝菜（卵・えび）** 煮豆 果物	【昼食】 ごはん にらともやしの 　味噌汁 高野豆腐の 　そぼろ煮 **ツナサラダ** **（マヨネーズ）** 果物	【昼食】 **スパゲッティ・** **カレーミート** **（乳・小麦）** コンソメスープ 果物
		【3時のおやつ】 **鮭寿司のおにぎり** **（卵）** 麦茶	【3時のおやつ】 茹でとうもろこし 麦茶	【3時のおやつ】 **クリーミィ・** **ヨーグルト** あられ	【3時のおやつ】 ゼリー せんべい
6	7	8	9	10	11
【昼食】 **ハヤシライス** **（小麦）** **ウインナーサラダ** **（卵）** **チーズ** 果物	【昼食】 ごはん 冬瓜汁 魚の竜田揚げ わかめの酢の物 果物	【昼食】 **エイトロール** **（卵・乳）** **かぼちゃの** **クリームスープ** **（乳・小麦）** 鶏の梅味噌焼き **レタスのサラダ** **（チーズ）** 果物	【昼食】 ごはん 地のりとねぎの 　味噌汁 **豆腐の海鮮あん** **（えび）** **ポテトサラダ（卵）** 果物	【昼食】 ごはん 切り干しだいこん 　の味噌汁 豚キャベツの 　スタミナ炒め 中華きゅうり 果物	山の日
【3時のおやつ】 枝豆 せんべい	【3時のおやつ】 **きな粉プリン（乳）** 煮干し	【3時のおやつ】 わかめおにぎり 麦茶	【3時のおやつ】 寒天ゼリー ラムネ	【3時のおやつ】 **ライスピザ（チーズ）** 麦茶	

月	火	水	木	金	土
13	14	15	16	17	18
【昼食】 夏野菜 　カレーライス 　（乳・小麦） スティック野菜 チーズ 果物	【昼食】 ごはん なすの味噌汁 チキンチャップ マカロニサラダ 　（卵・小麦） 果物	【昼食】 雑穀ごはん 豚汁 魚のフライ（小麦） にんじんサラダ 果物	【昼食】 ごはん もずくの味噌汁 ゴーヤチャンプルー 　（卵） きゅうりの 　昆布和え 果物	【昼食】 ごはん 豆腐の味噌汁 豚だいこん煮 キャベツの 　梅おかか和え 果物	【昼食】 冷やし鶏なんばん 　うどん（小麦） じゃがいもの 　そぼろ煮 果物
【3時のおやつ】 すいか せんべい	【3時のおやつ】 揚げじゃがいも 麦茶	【3時のおやつ】 みそ焼きおにぎり 麦茶	【3時のおやつ】 きな粉トースト 　（乳・小麦） 麦茶	【3時のおやつ】 焼きかぼちゃ 麦茶	【3時のおやつ】 プリン（乳・小麦） せんべい
20	21	22	23	24	25
【昼食】 ごはん だいこんの味噌汁 なすと豚の吉野煮 コロコロチーズ 　サラダ 果物	【昼食】 ごはん 冬瓜と油揚げの 　味噌汁 鶏の香草パン粉 　焼き（卵・小麦） 切り干しだいこん 　の煮物 果物	【昼食】 ドックパン 　（卵・乳） 夏野菜スープ マカロニ入り 　（小麦） チキンカツ 　（卵・小麦） 茹で野菜 　（にんじん・ 　えんどう） 果物	【昼食】 ごはん キャベツの味噌汁 麻婆豆腐 春雨ナムル 果物	【昼食】 ごはん もやしとにらの 　味噌汁 鮭のチーズ焼き グリーンサラダ 果物	【昼食】 冷やしちゃんぽん 　うどん（小麦） 煮豆 果物
【3時のおやつ】 黒糖あずきケーキ 　（卵・乳・小麦） 麦茶	【3時のおやつ】 枝豆 せんべい	【3時のおやつ】 コーンごはん 　おにぎり 麦茶	【3時のおやつ】 ジャーマンポテト 麦茶	【3時のおやつ】 わらびもち あられ	【3時のおやつ】 フルーツパン 　（小麦） 麦茶
27	28	29	30	31	
【昼食】 豆入りカレー 　ライス（乳・小麦） トマトサラダ チーズ 果物	【昼食】 雑穀ごはん たまねぎとなすの 　味噌汁 魚のコーンマヨネ 　ーズ焼き もやしの 　おかか和え 果物	【昼食】 ごはん 春雨スープ 牛すき焼き風煮物 だいこんの 　梅肉和え 果物	【昼食】 ごはん 五目味噌汁 煮魚 かぼちゃと豆の 　サラダ 　（マヨネーズ） 果物	【昼食】 ごはん たまねぎとわかめ 　の味噌汁 ツナ豆腐の松風 　焼き（卵・小麦） トマトサラダ 果物	
【3時のおやつ】 すいか せんべい	【3時のおやつ】 ミルクプリン（乳） ビスケット 　（乳・小麦・卵）	【3時のおやつ】 じゃこおかか 　おにぎり 麦茶	【3時のおやつ】 茹でとうもろこし 麦茶	【3時のおやつ】 じゃがバター 麦茶	

＊献立は都合により変更することがありますので、あらかじめご了承ください。
＊ごはんには押し麦が入ります。
＊市販のせんべいは、小麦を使用している場合がありますので注意が必要です。

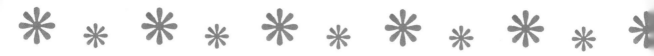

あとがきにかえて

毎日の食卓に向けて
子どもたちの素晴らしい未来のために

　毎日、心穏やかに楽しく生活したい。食物アレルギーがあってもおいしい食事がしたい。作る人にも優しいメニューがいい。そんな思いから、作り手も安心でき、そして子どもも大人もおいしく食べられる料理集を作りました。実際に保育園で子どもたちが食べているメニューがほとんどです。
　毎日楽しく食事ができて、そして作り手も楽になるご提案ができれば幸いです。

　子どもたちの「おいしい」「楽しい」経験を応援したい。私はそんな思いで保育園の献立を考え料理を作ります。「食事は楽しい」が大前提。楽しい経験が、よりよい成長につながります。その積み重ねはその子の人生の土台になっていくことでしょう。
　栄養士の仕事は献立を考えるだけではありません。子どもたちの食べているところを見ることにより、さまざまな情報が得られます。さらに一緒に食事ができると思いを共有することができます。子どもたちはどんな様子で、何を感じて食べているのか。それらを知ることでまた新たな献立、食育活動を考えるヒントになります。机上の理論ではありません。子どもたちは毎日成長しています。教科書では教えてくれない答えが見つかります。

　「子どもは自ら成長する力を持っている」──わかくさ保育園は「子どもの力を信じて、大人は見守りに徹すること」に重きを置いています。
　給食はバイキング方式です。扱いやすいおしゃもじ、握りやすいサイズ、硬さのトング、ちょうどよい高さのテーブルに保温鍋が置かれ、子どもは自分の食べたい量を取り分けます。それらの環境を整えるのは大人の役割です。保育士と協力して考えます。また自分の量が分からず残すこともあれば足りないこともあります。周りの

保育士はそれを温かく見守ります。何度も失敗して経験して成長していきます。

「子どもの力を信じる」なんと素晴らしい‼　考えるだけでわくわくしてしまいます。

　食べたものが体を作り、そして心を作ります。大人にも子どもにも「食べもの」は大きく影響します。私たちの人生も左右します。心穏やかに料理を作り、楽しく食事をし、楽しく毎日生活することはどれほど大切なことか。本書を手にしたあなたはここで一度立ち止まり、日々の生活を振り返ってみませんか？　1日1日が私たちの人生です。

　すべての皆様の、素晴らしい未来のために。

管理栄養士　末次敦子

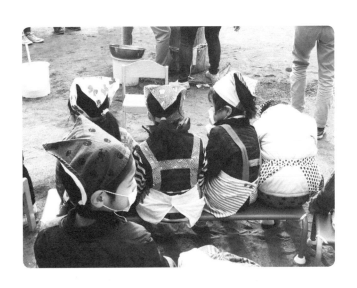

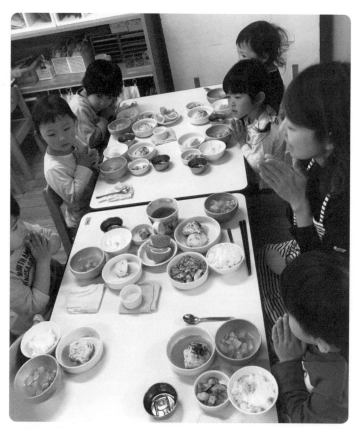

食事の前のごあいさつ、「ご一緒にいただきます！」

【参考文献】

『卵・牛乳・小麦を使わないアレルギーの献立』眞鍋　穰/監修　愛知県
　　小規模保育所連合会給食部会/編著　芽ばえ社　2007
『保育所におけるアレルギー対応ガイドライン』厚生労働省　2011
『アレルギー物質を含む加工食品の表示ハンドブック』消費者庁　2014
『食物アレルギー診療ガイドライン』日本小児アレルギー学会　2016
『みんなで一緒に楽しくおいしく！　食物アレルギーの子どものための
　　レシピ集（卵・乳・小麦不使用！）』!独立行政法人　環境再生保全機構
　　2016
『パンと牛乳は今すぐやめなさい！（3週間で体が生まれ変わる）』内山葉
　　子/著　マキノ出版　2017

★食物アレルギー緊急時対応マニュアル
　東京都健康安全研究センター
　http://www.tokyo-eiken.go.jp/kj_kankyo/allergy/to_public/

★『厚生労働省科学研究班による　食物アレルギーの栄養指導の手引き
　　2011』食物アレルギー研究会

【著者プロフィール】

末次敦子（すえつぐ　あつこ）

東京農業大学農学部栄養学科卒業。大学卒業後　食品メーカーに就職。6年間営業として活動するが、加工食品に疑問をもち、結婚・出産を機に退職、栄養士として、わかくさ保育園（東京都昭島市）へ転職。2008年管理栄養士資格を取得。保育を深く理解したいと考え2010年保育士資格取得。

保育園の給食が子どもたちの人生に深く関わっていることに気づき、子どものために保育園給食でどこまでできるのか、日々探求している。子どもたちの楽しい毎日のため、そして素晴らしい未来のために、その活動は保育所に留まらない。

保育園勤務20年の経験から、離乳食を中心に子どもの食生活、子育ての悩みをもつ母親や新人栄養士の相談にもアドバイスしている。

【監修者プロフィール】

眞鍋　穰（まなべ　ゆたか）

京都大学医学部卒。同附属病院小児科、小倉記念病院小児科で研修後、京都大学医学部附属病院小児科で免疫アレルギーを研究。1981年より同仁会耳原総合病院小児科、小児科部長、病院長などをへて、現在、阪南医療生協診療所所長。社会福祉法人共同保育の会（上野芝陽だまり保育園）理事長。大阪健康福祉短期大学学長。

保育所での食物アレルギー対応の他、乳幼児の医療費無料化をはじめ、子どもの福祉医療の充実の運動にかかわってきた。子どもの未来の最大の敵・戦争を防ぐため、核戦争防止国際医師会議（IPPNW）、核兵器廃絶国際キャンペーン（ICAN）のメンバーである。

主な著書に、『食物アレルギー　正しい除去と安全な解除』『間違いだらけの食物アレルギー情報』（いずれも芽ばえ社）など。

写真／末次敦子（協力・わかくさ保育園）
イラスト（p16〜20）／フローラル信子
編集／内田直子
デザイン・DTP／渡辺美知子デザイン室

わかくさ保育園の
7品目を使わないアレルギー対応レシピ

2018年11月5日　第1刷発行
2022年3月3日　第2刷発行

著　者●──末次敦子
監修者●──眞鍋　穰
発行者●──安藤健康
発行所●──株式会社芽ばえ社
　　　　〒112-0002　東京都文京区小石川5丁目3-4　西岡ビル2階
　　　　TEL 03-3830-0083　FAX 03-3830-0084
　　　　メールアドレス　info@tabc.jp
　　　　ホームページ　www.tabc.jp
印刷・製本●──株式会社 光陽メディア

©2018 Atsuko Suetsugu Printed in Japan
ISBN978-4-89579-402-2 C2077
本書記事の無断転載はご遠慮ください。

www.tabc.jp/
食べもの文化@芽ばえ社

食べもの文化

年間定期購読のご案内

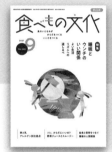 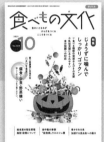 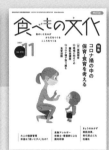 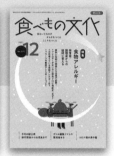

『食べもの文化』誌の年間購読をオンラインショップでご購入いただくと、
通常号12カ月＋5月増刊号を送料無料でお届けいたします。
この際にぜひサイトにお立ち寄りください。

online

オンラインショップでの年間定期購読で、
送料分 約**1,000円**が**お得**になります！

通常年間購読の場合 **13,088円**（税込＋送料含む）

オンラインショップでご購入の場合**12,100円**（税込＋送料含む）

クレジットカードでお支払いができます。
VISA ／ Mastercard ／ JCB ／ Diners Club ／ アメリカン・エキスプレス
PayPay、現金でのお支払いも可能です。

編集・発行　株式会社 芽ばえ社
〒112-0002　東京都文京区小石川5丁目3-7　西岡ビル2階
tel. 03-3830-0083　fax. 03-3830-0084